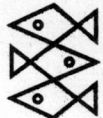

Angst ist wie alle anderen Gefühle ein Zeichen von Lebendigkeit. Sie hilft uns, wachsam zu sein, gibt uns Energie, schützt uns vor Gefahren und kann sich in der Not in Mut verwandeln. Wenn Angst jedoch zum Dauerzustand wird, manifestiert sie sich möglicherweise als Krankheit. Im schlimmsten Fall verselbständigt sie sich und beginnt das eigene Leben mehr und mehr zu bestimmen, zum Beispiel in Form von Panikattacken oder Phobien.

Eine sanfte Methode zur Beruhigung, Auflösung und Überwindung von kleinen und großen Ängsten bietet die Naturheilkunde mit ihren vielfältigen Einsatzmöglichkeiten von Homöopathie, Blüten-Therapie und Kräuterheilkunde. Doch wie findet man das richtige Mittel? »Stärker als jede Angst« bietet hier PatientInnen Hilfe zur Selbsthilfe. Auf übersichtliche Weise unterscheidet die Autorin verschiedene Ängste, angefangen von Ängsten bei kleinen Kindern und Prüfungsangst bis hin zu Panikattacken und Phobien, und beschreibt die wirkungsvollsten alternativen Heilmittel und deren Anwendung. Die vielen Fallbeispiele sowie Antworten auf häufig gestellte Fragen an die Naturheilkunde machen dieses Buch zu einem leicht handhabbaren Ratgeber, der hilft, einen individuellen Weg zu mehr Zuversicht, Vertrauen und Selbstbewußtsein zu finden.

Beate Ruttkowski arbeitet seit 1987 als Heilpraktikerin und klassische Homöopathin in Düsseldorf und Bad Honnef. Als Referentin im Gesundheitsbereich leitet sie Seminare und Fortbildungen in öffentlichen und privaten Bildungseinrichtungen. Sie ist im Internet unter http://home.+–online.de/home/Beate.Ruttkowski zu erreichen.

Unsere Adresse im Internet: www. fischer-tb.de

Beate Ruttkowski

Stärker als jede Angst

Ein Leitfaden zur Selbstbehandlung mit Homöopathie,
Blüten-Essenzen und Heilpflanzen

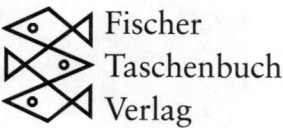

Fischer
Taschenbuch
Verlag

Originalausgabe
Veröffentlicht im Fischer Taschenbuch Verlag GmbH,
Frankfurt am Main, Mai 2000

© Fischer Taschenbuch Verlag GmbH, Frankfurt am Main 2000
Redaktion: Tanja Reindel
Gesamtherstellung: Clausen & Bosse, Leck
Printed in Germany
ISBN 3-596-14644-5

Inhalt

Wir sind alle dazu bestimmt zu leuchten

Unsere tiefgreifendste Angst ist nicht,
daß wir ungenügend sind.
Unsere tiefgreifendste Angst ist,
über das Meßbare hinaus kraftvoll zu sein.

Es ist unser Licht, nicht unsere Dunkelheit,
die uns am meisten Angst macht.

Wir fragen uns, wer bin ich,
mich brillant, großartig, talentiert, phantastisch zu nennen.
Aber wer bist Du, Dich nicht so zu nennen?

Dich selbst klein zu halten, dient nicht der Welt.
Es ist nichts Erleuchtetes daran, sich so klein zu machen,
daß andere um Dich herum sich nicht unsicher fühlen.

Wir sind alle bestimmt zu leuchten, wie es die Kinder tun.
Wir sind geboren worden, um den Glanz Gottes,
der in uns ist, zu manifestieren.
Er ist nicht nur in einigen von uns, er ist in jedem einzelnen.

Und wenn wir unser Licht erscheinen lassen,
geben wir unbewußt anderen Menschen die Erlaubnis,
dasselbe zu tun.
Wenn wir von unserer eigenen Angst befreit sind,
befreit unsere Gegenwart automatisch andere.

aus Nelson Mandelas Antrittsrede als Präsident

Danksagung

Mein herzlicher Dank gilt vor allem meinen Patientinnen und Patienten für ihr Vertrauen und das Geschenk, immer wieder Neues über Heilung zu lernen. Ich danke besonders jenen, deren Heilungsweg in dieses Buch eingeflossen ist, auf diese Weise werden sie anderen Zuversicht schenken.

Danke an Klaus für die ersehnte Zeit zum Schreiben und die unvergeßlichen Erfahrungen mit neuen Welten und danke an Felipe vom Bluewater Beach Resort für die tägliche Lektion in Langsamkeit während der Arbeit am Manuskript. Für die schönen Illustrationen ein ganz großes Dankeschön an meine liebe Kollegin Gertrude Ernst-Wernecke.

Danke an all meine heilkundigen Lehrerinnen und Lehrer der Pflanzenheilkunde, der Blüten-Therapie und vor allem der Homöopathie, auch an Muting und Nonoy, die mich an die Wurzeln der Heilkunst erinnert haben. Ich bedanke mich bei allen, die zu meiner Heilung beigetragen haben, und ich danke dem Leben für sein unermeßliches Potential zur Heilung aller Wesen.

Beate Ruttkowski

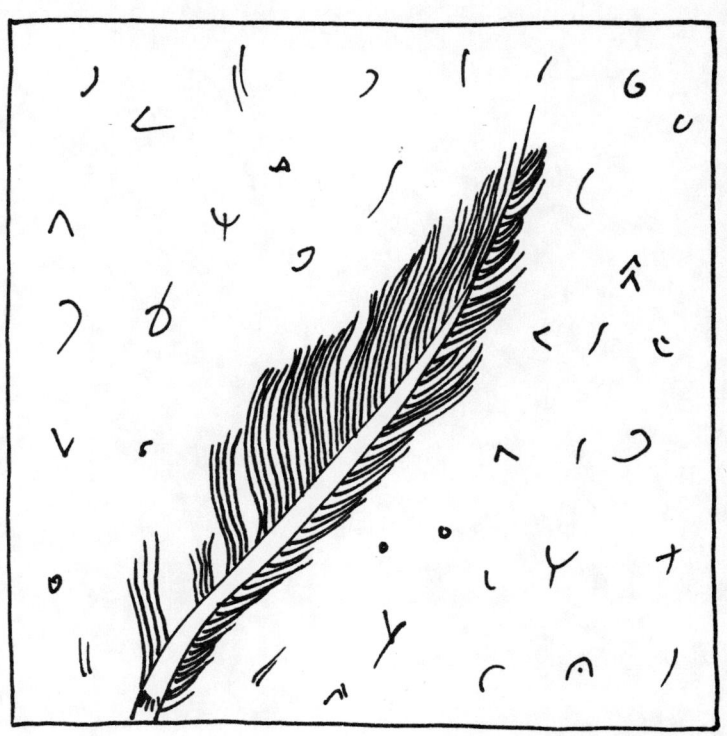

Vorwort

»Selbst wenn ich manchmal ein bißchen klage«, sagte die
Stimme des Herzens, »schließlich bin ich ein Menschenherz,
und diese sind nun mal so. Sie haben Angst davor, sich ihre
größten Wunschträume zu erfüllen, weil sie denken, daß sie
es nicht verdient haben oder es nicht erreichen werden. Wir
Herzen sterben vor Angst bei dem bloßen Gedanken, daß
unsere Lieben uns für immer verlassen, daß Momente, die
gut hätten sein können, es nicht waren, daß Schätze, die entdeckt werden könnten, für immer im Sand versteckt bleiben.
Denn wenn das passiert, dann leiden wir sehr.«

Paulo Coelho, *Der Alchimist*

Angst ist, wie alle anderen Gefühle, ein Zeichen unserer Lebendigkeit. Sie wird durch bestimmte Erlebnisse oder Gedanken ausgelöst
und verfliegt, wenn es keinen Grund mehr gibt, sich wirklich zu
ängstigen. Angst hilft uns, wachsam zu sein und bei Gefahr so
schnell zu laufen, wie wir es vorher gar nicht für möglich hielten.
Sie gibt uns die Energie, nächtelang für eine nahende Prüfung zu
lernen, und eine gewisse Portion Lampenfieber verhilft jedem Auftritt zu mehr Kraft. In der Not kann sich die Angst um andere
sogar in Mut verwandeln, und sie bringt Nichtschwimmer dazu,
spontan einen Ertrinkenden zu retten.
Angst kann sich jedoch auch zur Krankheit verfestigen. Wir kennen die übertriebenen Befürchtungen, die Phobien vor harmlosen
Situationen oder Tieren, die Angst vor der Einengung und vor der
Freiheit, Angst vor der Außenwelt und vor der Innenwelt, Angst
vor dem Leben und letztendlich vor dem Tod. Die sogenannten
Angstneurosen, meist ausgelöst durch traumatisierende Erlebnisse
oder andere emotionale Überforderungen, lassen nur noch einen
von Angst und Schmerz verzerrten Blick auf die Welt zu und dik-
tieren ein Leben in Angstvermeidung.
Angst kann sich scheinbar selbständig machen, ohne erkennbaren
Auslöser tauchen Panikattacken wie aus dem Nichts auf. Sie wüh-

len Psyche und Körper bis zum Äußersten auf, und die Angst vor der Angst kann auf Dauer das ganze Leben auf den Kopf stellen.

Angst kann sich auch im verborgenen breitmachen. Von unserem Bewußtsein abgeschnitten siedelt sie sich als Symptom im Körper an, als Nackenverspannung oder als nächtliches Herzklopfen. Auch Angstvermeidung kann sich in bestimmten chronischen Schutzhaltungen oder Unterwerfungsgesten zeigen, wie zum Beispiel einem eingezogenen Kopf oder einem zur Gewohnheit gewordenen entschuldigenden Lächeln.

All diese Ängste haben eins gemeinsam: Sie können nicht vergehen, wenn wir sie festhalten. Ist der lebendige Fluß der Gefühle blokkiert, sind wir nicht frei für neue, uns stärker und mutiger machende Lebenserfahrungen. Wenn wir sie jedoch loslassen, ist in uns wieder Platz für die Lust am Leben. Wer sich traut, einen Blick hinter seine größte Herzensangst zu werfen, kann auch seine Herzenslust wieder entdecken.

Es gibt viele Wege, sich von Ängsten zu lösen, allein und mit der Unterstützung anderer. Eine Auswahl gut erprobter Wege zu mehr Zuversicht, Vertrauen und Selbstbewußtsein wird in diesem Buch vorgestellt, einerseits als Leitfaden zur Selbsthilfe, andererseits als Aufklärung über die Möglichkeiten der Homöopathie, der Blüten-Therapie und der Pflanzenheilkunde. Ich werde auf die unterschiedlichen Fragen eingehen, die Patientinnen und Patienten immer wieder stellen, und möchte in diesem für Laien nicht leicht zu durchschauenden Bereich der Medizin mehr Transparenz schaffen. Zum besseren Verständnis der Heilungsprozesse bei Ängsten dienen einige Fallbeispiele, die Beschreibung der einzelnen Personen und ihrer Lebensumstände ist jedoch so verändert, daß kein Rückschluß auf die tatsächlich existierenden Personen möglich ist.

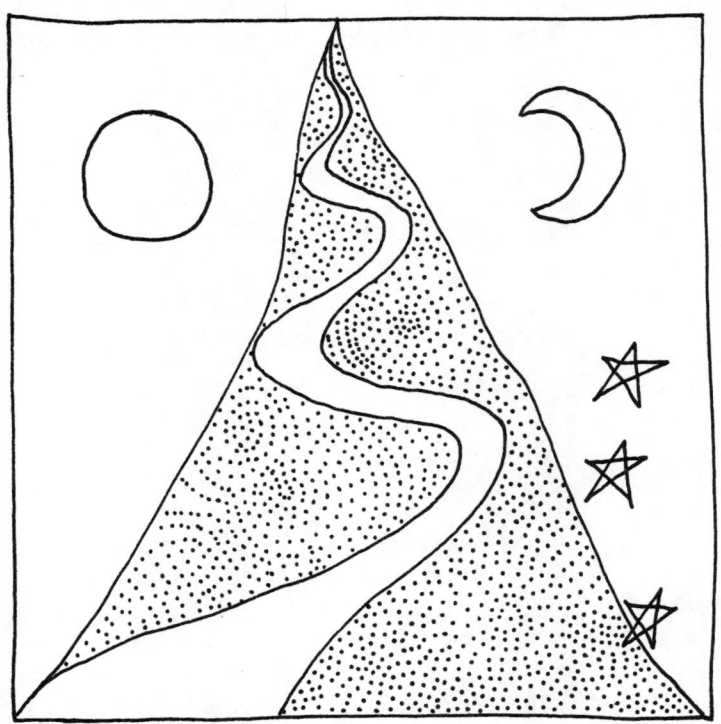

Was ist Angst?

> »Wenn ich abends ins Bett gehe, achte ich noch immer sorg-
> fältig darauf, daß meine Beine schön unter der Decke liegen,
> sobald ich das Licht ausknipse. Ich bin kein kleiner Junge
> mehr, aber ... ich schlafe nicht gerne mit einem aufgedeck-
> ten Bein. Denn wenn eine kalte Hand von unter dem Bett
> nach meinem Fußgelenk greift, dann würde ich laut krei-
> schen. Ja, ich würde schreien, daß die Toten aufwachen. Na-
> türlich passiert so etwas nicht, und wir alle wissen das. (...)
> Das Ding, das unter dem Bett darauf lauert, meinen Fuß zu
> packen, ist nicht real. Ich weiß das, aber ich weiß auch, daß
> es mich nie erwischen wird, solange ich meinen Fuß gut un-
> ter der Decke halte.«
>
> Stephen King im Vorwort zu *Nachtschicht*

Wer kennt nicht Momente, in denen diffuse Angstgefühle ohne erkennbare Gefahr auftauchen? Im Gegensatz dazu steht die Furcht
vor einer konkreten Gefahr. Bei Furcht können wir uns im Gegensatz zu purer Angst irgendwie verhalten, indem wir zum Beispiel
fliehen oder kämpfen. Aber ob undefinierbare Angst oder Furcht
vor einer konkreten Bedrohung, unser Körper reagiert immer mit
bestimmten Symptomen, zum Beispiel mit weichen Knien oder
Herzklopfen, Atemnot oder Übelkeit. Angst kann sich sogar bis
zum Kontrollverlust steigern, auch wenn es selten soweit kommt.
In der Alltagssprache wird heute kaum zwischen den Begriffen
Angst und Furcht unterschieden, deshalb wird auch hier darauf
verzichtet.

Woher kommen die Ängste?

Die Gründe für Angstgefühle sind individuell sehr verschieden,
und jede Angst, und sei sie noch so unbegründet, ist in bestimmter
Hinsicht berechtigt, da sie aus zurückliegenden beängstigenden Erfahrungen genährt wird. Die größten Ängste entstehen, wenn wir
mit Verlust, Trennung oder Mißerfolg konfrontiert werden. Um

diese Ängste zu bewältigen, können schon kleine Kinder die unterschiedlichsten Mechanismen entwickeln.

Wie kann man mit Ängsten umgehen?

Angst kann zum Beispiel mit Wut kaschiert werden oder durch ein betont forsches Verhalten. Manche reagieren bei Angst mit Rückzug, manche fangen an, wie wild zu theoretisieren. Bei Angst vor Kritik bietet sich auch die Abwertung des Kritikers als Bewältigungsmechanismus an. Vor manchen Ängsten schließen wir einfach die Augen oder rationalisieren sie, wie zum Beispiel bei der Angst vor Umweltkatastrophen. Viele innere Ängste werden auf äußere Objekte wie Spinnen und Schlangen oder Dunkelheit und tiefe Gewässer übertragen.

Haben alle Menschen Angst?

Fast alle Menschen reagieren auf körperliche Veränderungen mit Ängstlichkeit, jedes noch so banale Symptom kann die Furcht vor schweren Krankheiten aktivieren, die auch heute den Verlust der sozialen Möglichkeiten und der Arbeitsfähigkeit, die Schmerz und Siechtum bedeuten können. Letztendlich kann sich hinter jeder noch so kleinen Ängstlichkeit auch die große Angst vor dem Tod verbergen. Diese Angst ist allen Menschen gemeinsam, auch wenn sie nicht allen gleich stark bewußt ist.

Haben Angst und Lust miteinander zu tun?

Wie jedes unerwünschte Gefühl, jede Störung des inneren Gleichgewichts kann auch die Angst einen Anreiz geben, sich persönlich weiterzuentwickeln. Vor allem die intensiven Ängste drängen dazu, sich mit ihnen zu konfrontieren, sie stellen eine Herausforderung dar und wollen ernst genommen werden. Menschen, die unter Ängsten leiden, neigen dazu, sich für diese »Schwäche« zu schämen, sie verachten ihre Angst und wünschen, sie sofort und um jeden Preis loszuwerden.

Doch gerade das Ertragen des Unheimlichen und das Aushalten

des Risikos bieten ungeheure Entwicklungspotentiale. Wer nicht wegläuft vor der Angst, kann die Lust am Sieg um so mehr auskosten. Wir können uns mit jeder besiegten Angst neu kennenlernen und vielleicht sogar feststellen, daß zum Beispiel hinter der Angst vorm Fliegen eine Lust am Fliegen verborgen war.

>>Ich wollte einfach versuchen, gegen die Angst anzukommen, sonst hätte ich mich ja gar nicht erst ins Boot gesetzt. Die ganze Zeit habe ich mir eingeredet: Es kann doch gar nichts passieren, es ist gar nicht tief und ich hab die Rettungsweste. Aber die Angst vor den Stromschnellen war einfach stärker.<<

Eine Frau, Mitte 30, hatte seit vielen Jahren eine unerklärliche Angst, beim Bootfahren zu kentern. Sie fuhr gern Kanu, aber das geringste Schwanken des Bootes und die kleinste Stromschnelle versetzten sie sofort in Panik. Nur auf ruhigen Gewässern konnte sie die Fahrt über den Fluß genießen.

Bei einer Kanutour über einen sehr klaren, ruhigen Fluß, der nur wenig Wasser führte, war ihr völlig bewußt, daß sie selbst an der tiefsten Stelle unter keinen Umständen ertrinken konnte, zumal sie auch eine Schwimmweste trug. Laut Karte war nach einigen Kilometern mit einer schwierigen Stromschnelle zu rechnen, die Angst davor verursachte ihr solche körperlichen Beschwerden, daß eine Pause nötig wurde. Sie lag am ganzen Körper zitternd im Ufersand und klapperte mit den Zähnen. Sie entschloß sich zwar weiterzufahren, aber vor der befürchteten Stelle auszusteigen, und ihren Gefährten alleine fahren zu lassen. Auf dem weiteren Weg tauchten unvermittelt hinter jeder Flußbiegung kleine nicht angekündigte Stromschnellen auf, vor denen es keine Möglichkeit zum Aussteigen gab. Sie mußte wohl oder übel mitten hindurch, und siehe da, nichts passierte. Mitten in den Überlegungen, wie sie bald am besten aussteigen könne, kam plötzlich hinter einer Kurve die angekündigte große Stromschnelle und forderte ihre ganze Aufmerksamkeit. Der kurze Moment des Mitgerissenwerdens und Sich-Ergebens an das wilde Wasser löste überraschenderweise ein intensives Glücksgefühl aus.

In einem späteren Gespräch über dieses Erlebnis wurde ihr klar, daß die Angst vor der Stromschnelle ein Symbol für ihre Angst vor dem Kontrollverlust in der Sexualität war. Das bestandene Abenteuer machte ihr Mut, auch in diesem Bereich zu wagen, wovor sie Angst hatte, statt vorher im übertragenen Sinne »auszusteigen«.

Wie zeigt der Körper die verborgenen Ängste?

Bei jedem Menschen zeigt sich die Angst auch auf der körperlichen Ebene, sie sucht sich individuell die unterschiedlichsten Ausdrucksformen, wie Stottern und Zittern, Blässe oder Herzbeklemmung. Oft spricht der Körper zwar eine deutliche Sprache, die Gefühle sind jedoch nicht spürbar, die Angst wird nicht bewußt, solange sie vom Körper allein ausgedrückt wird. Oft wehrt sich der unbewußte Teil der Psyche entschieden dagegen, diese Angst an die Oberfläche zu lassen.

> »Vor allem im Herbst bekomme ich oft abends Luftnot, dann habe ich das Gefühl, ich kann nicht genug atmen, als würde meine Lunge zusammengedrückt, mir wird es eng, und ich habe Angst zu ersticken.«

Diese junge Jazz-Sängerin erlebte ihre Angst deutlich auf der körperlichen Ebene. Sie schilderte, daß sie das Einschlafen künstlich verzögern müsse, weil sie Angst davor habe, was im Schlaf mit ihr passieren könne. Vor allem befürchte sie, im Schlaf zu sterben, und schon als Kind habe sie furchtbare Angst vor Monstern, Geistern und vor der Dunkelheit gehabt.

Als sie wegen der Atemnot in homöopathische Behandlung kam, machte sie wegen ihres zwanghaften Leistungsanspruchs eine Gesprächstherapie. Durch eine einzige Gabe des homöopathischen Heilmittels verschwand die Luftnot innerhalb weniger Tage. Die tiefe Angst, die den Atemproblemen zugrunde lag, konnte sich jedoch nur ganz langsam auflösen, und erst nach einigen Monaten verschwanden auch die Einschlafstörungen. Der Leistungszwang ist bis heute ein Thema, an dem sie mit psychotherapeutischer und homöopathischer Unterstützung arbeitet.

So kann eine homöopathische Mittelgabe zwar eine im Körper manifestierte Angst, wie zum Beispiel die Atemnot, auflösen, die Psyche wird jedoch nicht einfach umgekrempelt. Ein Evolutionsprozeß kommt in Gang, bei dem die abgespaltenen Ängste und Aggressionen allmählich integriert werden.

Was hilft gegen Angst?

Angst- oder Panikgefühle werden immer von individuell unterschiedlichen Körperempfindungen oder echten körperlichen Veränderungen begleitet, deshalb ist es bei allen Ängsten wichtig, Körper und Geist gleichermaßen in den Heilungsprozeß mit einzubeziehen. Sportliche Betätigung gibt Entspannung und Stabilität und hilft, Ängste besser bewältigen zu können. In erster Linie ist Angst jedoch ein geistiges und emotionales Phänomen, Atem- und Meditationsübungen helfen deshalb auch sehr gut, Ängste zu überwinden und Selbstvertrauen zu gewinnen. Sowohl die körperlichen als auch die emotionalen Seiten übersteigerter Angst können auf sanfte und dauerhafte Weise geheilt werden, entweder mit Heilpflanzen und Blüten-Essenzen oder mit homöopathischen Mitteln, die besonders tiefgreifende Wirkungen erzielen können.

Da sich alle genannten Heilungswege gegenseitig unterstützen, können sie auch miteinander verknüpft werden. Dennoch ist es einfacher, sich auf einige wenige Heilmittel zu konzentrieren, um die Wirkung besser nachvollziehen zu können.

Angsttherapie mit Arzneimitteln

Psychopharmaka

Psychopharmaka sind die am weitesten verbreiteten Arzneimittel, die bei Ängsten aller Art verschrieben werden. Viele von ihnen können Symptome wie Panikattacken und innere Unruhe dämpfen. So kommt es, daß chemische Beruhigungsmittel zu den weltweit am häufigsten verschriebenen Arzneimitteln gehören.

Alle chemischen Stoffe, wie Angstlöser, Antidepressiva oder Betablocker können zwar unerträgliche Symptome wie Herzrasen und Panik lindern, sie helfen jedoch nicht bei der Heilung des zugrundeliegenden Problems. Deshalb blockieren sie eher die Heilung, beeinträchtigen Körper und Seele durch verschiedene Nebenwirkungen, und wer sie nach ein paar Wochen absetzen möchte, muß sich oft auf unangenehme Entzugserscheinungen und eine verstärkte Intensität der alten Beschwerden gefaßt machen.

Heilpflanzen

Gegen die Angst sind jedoch auch Kräuter gewachsen. Die Pflanzenwelt bietet einige Heilmittel, die Ängstlichkeit und Erregung mildern und das vegetative Nervensystem entspannen. Eine langfristige Heilung chronischer Ängste kann jedoch allein mit Hilfe von Heilkräutern nicht erreicht werden. Sie eignen sich eher als Hilfe in krisenhaften Situationen und zur Unterstützung anderer Therapieformen. Ihr großer Vorteil ist es, daß sie leicht anzuwenden sind, bei richtiger Dosierung keine Nebenwirkungen verursachen und nicht abhängig machen.

Blüten-Essenzen

Die Behandlung von seelischen Beschwerden mit Blüten-Essenzen gewinnt sowohl als Selbsthilfemethode als auch im Therapiespektrum vieler professioneller Behandlerinnen und Behandler an Bedeutung. Diese erst seit einigen Jahrzehnten bekannte Heilmethode dient zur inneren Harmonisierung und Stärkung nicht nur im Bereich der Ängste. Nach den hier genannten Rezepten können die Blüten relativ leicht zur Selbsthilfe eingesetzt werden. Gerade bei akuten Ängsten und in Krisensituationen bieten sie ausgezeichnete Hilfe. Die Erfahrung zeigt jedoch, daß sie bei der Behandlung von schweren traumabedingten Ängsten oder Angstneurosen meist nicht intensiv genug wirken.

Homöopathie

Homöopathische Heilmittel werden seit über 200 Jahren mit Erfolg bei Ängsten eingesetzt. Eine kunstgerecht durchgeführte Behandlung nach der Methode der klassischen Homöopathie, so zeigen viele Erfahrungen, führt nicht nur zu einem Nachlassen der Symptome und zu einer allgemeinen Stabilisierung, sie hilft vielmehr, die tiefen Schichten des zugrundeliegenden Problems zu verarbeiten. Anhand einiger Fallbeispiele soll diese besondere Wirkungsweise verdeutlicht werden.

Die Homöopathie eignet sich allerdings nur bedingt zur Selbsthilfe, denn je tiefer eine Arznei auf die Seele einwirkt, desto wichtiger ist die sachkundige Verschreibung. Die Möglichkeiten und Grenzen der Selbsthilfe werden in den einzelnen Kapiteln genau definiert, eine differenzierte Kurzdarstellung einzelner Heilmittel hilft, für bestimmte Situationen passende Heilmittel auszuwählen.

Angsttherapie auf geistigem Weg

Psychotherapie

Angst vor bestimmten Situationen kann auch durch verhaltenstherapeutische Methoden bewältigt werden, viele niedergelassene Psychotherapeuten und manche Kliniken bieten in dieser Richtung Kurzzeit- und Gruppentherapien an. Bei schweren Angstneurosen und traumabedingten Angststörungen zeigen hingegen tiefenpsychologische Therapiemethoden Erfolge, wie zum Beispiel die tiefenorientierte Gesprächs- und Gestalttherapie oder die Psychoanalyse.

Meditation

Die beste Psychotherapie ersetzt jedoch den Willen zur Selbsthilfe nicht, gerade bei Ängsten ist es besonders wichtig, eigene Kräfte zu mobilisieren. Besonders Meditation verhilft ängstlichen Menschen zu mehr innerer Sammlung und Ruhe, leichte Atem- und Meditationsübungen ergänzen eine Psychotherapie und natürlich auch die Behandlung mit Arzneimitteln optimal. Gerade bei Panikattacken eignen sie sich auch gut zur Ersten Hilfe. (Siehe auch Seite 211 f.)

Körperorientierte Angsttherapie

Manche Therapeutinnen und Therapeuten kombinieren bewußt-machende, verbale Methoden mit körperorientierten Heilungs-wegen, wie zum Beispiel mit Atem- oder Bewegungstherapie, die besonders bei Ängsten eine große Hilfe sein kann. Auf der kör-perlichen Ebene wirken besonders Methoden auf der Basis von Atem, Bewegung und Berührung Ängsten entgegen. Tai Chi oder Tanz sorgen zum Beispiel für guten Bodenkontakt, aufrechte Haltung und innere Weite. Auch bestimmte Sportarten, wie zum Beispiel Joggen oder Walking, beeinflussen Ängste positiv, weil sie Spannungen abbauen, Kräfte und Ausdauer wachsen lassen und Selbstvertrauen schenken. Massage entspannt nicht nur die Muskulatur, sondern auch das vegetative Nervensystem. Fach-gerecht ausgeführt wirkt sie angstlösend und schenkt ein gutes Selbstgefühl.

All diese Möglichkeiten haben gemeinsam, daß sie sowohl allein als auch mit fachlicher Unterstützung praktiziert werden können, nach einer gewissen Übungszeit eignen sie sich einerseits als her-vorragende Selbsthilfemethode und andererseits als Möglichkeit, in einer Gruppe soziale Kontakte zu pflegen. (Siehe auch Seite 206)

Der Heilungsweg aus der Angst – Serpentine zum Ich

> »Heilung heißt nicht, die Krankheit zu vernichten, sondern das, was wachsen will, hegen und pflegen, bis es schließlich seine Rolle in der Ganzheit der Seele spielen kann.«
>
> C. G. Jung

Homöopathische Mittel, Blüten-Essenzen und Pflanzenheilmittel bewirken keine Wunderheilungen. Natürlich ist jeder Heilungsprozeß voller kleiner und großer Wunder, sie fallen jedoch nicht einfach vom Himmel, sondern entstehen aus dem Zusammenspiel zwischen der inneren Heilkraft, dem Arzneimittel und der Kraft der vertrauensvollen Beziehung in der Behandlungssituation. Wer schnelle Wunder bei der Heilung von Ängsten verspricht, kann vielleicht kurzfristige Heilungsimpulse geben, lange bestehende, tiefergehende Ängste brauchen jedoch Zeit und viel eigenes Zutun, um sich dauerhaft zu verwandeln.

Wie schnell können sich akute und chronische Ängste auflösen?

Der Weg zur Heilung besteht aus vielen Schritten auf einem Weg durch unbekanntes Gebiet. Er gleicht einer Serpentine mit kleinen und großen Etappen, Hindernissen und Aussichtsplätzen. Jeder Schritt kostet Kraft, aber beim Gehen wachsen auch Stärke, Selbstsicherheit und der Mut, die nächste Hürde zu nehmen und neue Erfahrungen zu sammeln.

Oft ist es wichtig, innezuhalten und zurückzuschauen, um zu sehen, ob weiter zurückliegende Ereignisse die Gegenwart belasten. Alte festgehaltene und tief eingegrabene Gefühle wie Schmerz und Kummer, Wut und Kränkung wollen noch angeschaut und verarbeitet werden. Manche alte Last kann so abgelegt werden, so fällt das Gehen immer leichter.

Ein Leben mit Angst ist anstrengend. Ängste zu überwinden ist auch anstrengend. Deshalb ist es wichtig, immer wieder Pausen einzulegen, das Erreichte zu würdigen und der Angst vor dem, was noch nicht erreicht ist, die bisherigen Erfolge entgegenzusetzen.

Wohin soll der Heilungsweg führen?

Die selbst gesteckten Ziele sind die beste Meßlatte für alle Änderungen, die durch ein Heilmittel in Gang kommen. Es gibt keine festgelegten Kriterien für eine objektive Gesundheit oder für optimale Verhaltensweisen und Gefühle. Die folgenden Fragen können helfen, solche Ziele zu formulieren:

- Was soll sich gesundheitlich und im Allgemeingefühl ändern?
- Welche Schwächen möchte ich überwinden?
- Welche Fähigkeiten möchte ich ausbauen?
- Was erwarte ich für mein Leben?
- Welche Wünsche möchte ich mir in Zukunft erfüllen?

Nach einiger Zeit sollten die selbst formulierten Zielsetzungen noch einmal überprüft werden, denn oft entstehen während einer persönlichen Entwicklung neue Perspektiven, die besser zu den persönlichen Bedürfnissen und Möglichkeiten passen.

Wozu kann Angst gut sein?

Hinter jeder Wegbiegung kann die Angst unvermutet warten, dann heißt es, nicht umzukehren und davonzulaufen oder sie zu ignorieren, sondern ihr ins Auge zu schauen. Angst ist kein Feind, sondern ein Gefühl, das zunächst einmal angenommen sein möchte, bevor es sich verändern kann. Angst will auch mit Mitgefühl betrachtet und nicht mit Verachtung gestraft werden. Sie will ernstgenommen werden, denn sie existiert nie ohne Grund, auch wenn es auf der Oberfläche manchmal so aussieht. Wer ihr mutig in die Augen sieht, kann sie auf eine durchaus akzeptable Größe schrumpfen lassen.

Manchmal gilt es auch einfach, sie auszuhalten, allein vor der Angst zu stehen und sich keinen Schritt mehr weiter zu trauen, wohl wissend, daß es kein Zurück mehr gibt. Dies ist die Gelegenheit zu fragen: »Was will die Angst von mir?« Will sie vor einem falschen Weg warnen, will sie auf eine nicht geheilte Wunde hinweisen, oder will sie wie ein Geist aus der Vergangenheit erlöst werden?

Eine weitere Möglichkeit, mit der Angst kreativ umzugehen, ist die Frage, wovon hält sie mich ab? Was gibt es hinter ihr zu entdecken? Ist hinter der Angst eine Vision zu sehen? Die Zauberformel könnte lauten: »Was würde ich tun, wenn ich keine Angst hätte?« Wie würde ich mein Leben gestalten, wie wären meine sozialen Kontakte, wie mein Liebesleben, wie mein Beruf, meine Reisen, meine Alltagsfreuden?

Angst ist mit dem Leben unauflösbar verbunden, die Kunst besteht darin, sie aufmerksam wahrzunehmen, zu akzeptieren und sie immer wieder zu verwandeln.

Kann ein Heilmittel die Angst für alle Zeit vertreiben?

Gut gewählte Heilmittel helfen dabei, Gefühle wieder leichter fließen zu lassen und den eigenen Willen besser auszudrücken. Vor allem bei homöopathischen Behandlungen können alte, vergessene Gefühle von Ärger oder Trauer auftauchen und den alten Trott aus dem Gleichgewicht bringen. Deshalb sind homöopathische Kügelchen auch keine reinen Glückspillen, die das verlorene Paradies zurückbringen.

Auch die Einnahme von Blüten-Essenzen führt nicht in ein Leben ohne Angst, in vollkommener Harmonie mit sich und der Welt. Perfektion ist nicht das Ziel der Heilung, sondern die Akzeptanz der höchst persönlichen Mischung aus Schwächen und Stärken, aus alten Narben und der Freude an der Schönheit neuer Zukunftsperspektiven. Die Persönlichkeit soll sich durch ein Heilmittel nicht verändern, sondern die individuelle Eigenart mit ihren Licht- und Schattenseiten soll deutlich sichtbar werden. So wie jeder Kristall, jeder Baum und jeder Vogel ein Abbild des in ihm angelegten wunderbaren Plans ist, dessen Idealkonzept jedoch nie ganz verwirklicht wird, weil sich das Individuum ja gerade durch seine Abweichungen und Fehler vom Ideal abhebt. Ebenso kann kein

Mensch das Optimum seiner Anlagen jemals verwirklichen, sondern schafft eher ein »Lebenskunstwerk« aus Angst und Mut, aus Liebe und Haß, aus Mitgefühl und Egoismus.

Ziel einer jeden Heilung ist es, in vielen kleinen Schritten sich selbst und der ureigenen Weisheit näherzukommen.

Wie schnell kommt die heilende Wirkung?

»Nach unserem Gespräch vor 2 Wochen haben Sie mir diese 5 Kügelchen gegeben. Kann es denn sein, daß die Wirkung so schnell kommt? Schon als die Praxistür hinter mir zuging, fühlte ich mich wie beflügelt.«

In der ersten Zeit nach der Einnahme ist die Wirkung eines Mittels oft am besten zu spüren. Wenn vorher innere Stagnation die Heilung behindert hat, kommt nun wieder Bewegung ins Leben. Der natürliche Fluß der Gefühle fließt leichter, und die körperlichen Funktionen werden positiv angeregt. Manchmal fordert auch ein lange unterdrücktes Schlaf- oder Ruhebedürfnis seinen Tribut. Ebenso ist es möglich, daß nach einer Phase großer Unruhe wieder ein größerer innerer Friede spürbar ist.

Jeder Heilungsverlauf ist jedoch individuell verschieden und läßt sich aufgrund unterschiedlicher Lebenssituationen und anderer Faktoren wie Temperament oder Krankheitsdauer nie voraussagen. Einer der wichtigsten Faktoren für den Heilungsprozeß ist die Intensität des Angst auslösenden Traumas und der Zeitpunkt, zu dem ein Mensch verletzt, geschockt oder vernachlässigt wurde. Je früher die seelische Entwicklung durch solche Erlebnisse beeinträchtigt wurde und je weniger Halt und Trost verfügbar waren, desto länger dauert auch die Heilung.

Was tun, wenn man die eigenen Ängste manchmal nicht mehr ertragen kann?

Das Gegenteil von Angst ist Vertrauen und Entspannung, innere Offenheit und Weite. Solch ein Zustand kann nur langsam wieder wachsen, wenn er einmal verlorengegangen ist. Man kann ihn nicht herbeizwingen. Man könnte genauso versuchen, mit ungeduldigen Vorwürfen eine Blumenknospe zum Aufblühen zu nötigen. Statt sich die eigene Schwäche und Angst vorzuwerfen, ist es in solchen Momenten besser, sich selbst positive Aufmerksamkeit zu schenken und sich Gutes zu tun. Es gibt so viele Wege, wie man das Ängstliche und Verletzte in sich selbst stärken oder trösten kann. Die Ungeduld mit sich selbst bietet aber auch eine große Chance, erfindungsreich zu werden. Jeder Mensch hat seine ganz individuellen Vorlieben, Trost und Stärkung zu finden, die einen bei einem Spaziergang in der Natur, andere beim Schachspielen. Manche brauchen ein Wochenende im Bett, im Garten oder in ihrem Sportclub, um sich wieder aufzubauen. Es kommt lediglich darauf an, sich solchen Luxus auch wirklich zu gönnen. Echtes Mitgefühl mit sich selbst ist eine wunderbare Medizin bei Ängsten, denn nur wer bereit ist, sich selbst Gutes zu tun, kann sich auch selbst heilen.

Selbstbehandlung bei Ängsten

Gerade bei Ängsten ist es sehr wichtig, sich selbst zu unterstützen, für sich einzutreten und sich viel Gutes zu tun. Dennoch hat Selbsthilfe bei seelischen Problemen ihre Grenzen. Wer sich einer fachkundigen Begleitung anvertraut, erlebt auch eine andere Dimension im eigenen Heilungsprozeß.

Kann ich mir selbst helfen oder brauche ich Hilfe von außen?

Es gibt Menschen, die ihre Ängste ohne jegliche therapeutische oder medizinische Unterstützung überwunden haben. Das soll aber nicht heißen, daß das alle können müssen.

Manche dagegen holen sich vorsichtshalber vor jeder Schwierigkeit Unterstützung. Sie möchten am liebsten gar nichts allein machen und neigen dazu, sich von der Unterstützung anderer abhängig zu machen. Auch wer sich therapeutische Hilfe holt, sollte nie vergessen, sich selbst zu unterstützen.

Die meisten Menschen, die unter Ängsten leiden, warten sehr lange, bis sie sich Hilfe suchen, auch dann, wenn sie allein nicht richtig weiterkommen. Ängste können jedoch in eine Abwärtsspirale führen, und je tiefer man sich hineinfallen läßt, um so mehr Arbeit ist es, wieder herauszukommen. Deshalb ist es sehr wichtig, sich rechtzeitig einzugestehen, wenn man sich überfordert fühlt und mit der eigenen Weisheit am Ende ist. Wer das Gefühl hat, in einer Sackgasse zu stecken, braucht oft ortskundige Begleitung, um den Ausweg zu finden.

Zudem empfinden es viele Menschen als große Erleichterung, Begleitung und Unterstützung zu bekommen, für sie gehört es zum Heilungsprozeß dazu, sich anzuvertrauen und Schwäche zeigen zu dürfen.

Ist eine erfolgreiche Selbstbehandlung
mit Naturheilmitteln möglich?

Bei allen leichten und nur kurz auftretenden Ängsten lohnt es sich, eine Selbstbehandlung zu versuchen. Die hier genannten Heilmittel sind zur Selbsthilfe geeignet, vor allem die Heilpflanzen und die Blüten-Essenzen bieten sich an, um zum Beispiel Kinder oder sich selbst bei Ängsten zu unterstützen. Wer die Anwendungshinweise befolgt, hat keine Schwierigkeiten zu befürchten. Alle hier genannten Rezepte sind vielfach erprobt und bewährt. Wer sich unsicher fühlt, kann Seminare besuchen und mehr über die hier genannten Heilmittel und ihre Anwendung lernen.

Jede Arznei, die die Kraft hat, Krankheiten zu heilen, hat jedoch auch die Kraft, unerwünschte Effekte hervorzurufen, wenn sie nicht kunstgerecht eingesetzt wird. Das gilt nicht nur für Antibiotika, sondern auch für homöopathische Heilmittel. Gerade diese sollten, was die Auswahl und die Dosierung betrifft, am besten mit Sachkenntnis und ausreichender Erfahrung angewendet werden, vor allem, wenn es um chronische oder schwere Erkrankungen geht. Bei leichteren oder nur kurzfristig auftauchenden Ängsten ist es möglich, einen Versuch mit den hier angegebenen homöopathischen Mitteln zu machen. Wenn sich kein Erfolg einstellen sollte, liegt das meist daran, daß ein besseres Mittel gefunden werden muß.

Jede Verschreibung sowohl in der Blüten-Therapie als auch in der Homöopathie wird auf die Person und nach Möglichkeit auch auf die Situation zugeschnitten: Je präziser die Auswahl der Mittel ist, desto besser wird die Wirkung sein. Auch die Dauer der Einnahme und die Pausen, aber auch der Wechsel zu einem anderen Mittel sind individuell sehr unterschiedlich und in Eigenregie manchmal schwer einzuschätzen.

Wo ist die Grenze der Selbsterkenntnis bei Ängsten?

»Immer, wenn ich in einem Buch die Beschreibung einer Bach-Blüte lese, denke ich: Genau die brauch ich auch. Aber schon die nächste scheint dann noch besser zu sein. Ich weiß ja selbst, daß es nichts bringt, aber manchmal würd ich sie am liebsten alle auf einmal ausprobieren.«

Diese Kursteilnehmerin sprach offen aus, was viele erleben, die sich zum ersten Mal mit Naturheilmethoden, wie zum Beispiel der Blüten-Therapie, beschäftigen. In den Mittelbeschreibungen finden sich immer bestimmte Aspekte eigener Lebensthemen oder Charakterzüge wieder, und so entsteht der verständliche Wunsch, dieses Kügelchen oder jene Tropfen unbedingt einmal zu nehmen und die eigenen Schwierigkeiten damit über Bord zu werfen.

Es liegt leider in unserer Natur, daß wir uns selbst gegenüber mit Scheuklappen ausgestattet sind, deshalb kann es schwierig sein, für sich selbst ein passendes Heilmittel auszusuchen. Besonders die irrationalen Angstgefühle gehen oft mit einer gewissen Portion an Selbstentfremdung einher, ein Zustand, in dem man sich selbst nicht mehr richtig kennt. Dann ist es besonders schwer, mit kühlem Verstand und mit klarem Bewußtsein seiner selbst eine gute Entscheidung zu treffen. Deshalb ist es auch eine Frage der Sorgfaltspflicht sich selbst gegenüber, chronische und tiefgreifende Beschwerden nicht selbst zu behandeln, sondern für angemessene und qualifizierte Behandlung zu sorgen.

Wie kann man Barrieren überwinden, um notwendige Hilfe anzunehmen?

Manchmal spielen Unsicherheit, Schamgefühl oder Mißtrauen eine große Rolle beim Wunsch nach Selbstbehandlung. Gerade bei Ängsten kann diese Barriere sehr hoch sein, denn wer erzählt schon gerne von Panikattacken, Phobien und anderen »Verrücktheiten«?

Für manche Panikpatientinnen und -patienten kann es auch eine Hürde sein, sich auf die Straße, in ein Auto und in ein fremdes Wartezimmer zu trauen, weil die Angst vor den Attacken jeden Schritt aus der Wohnung zum Horrortrip macht. Wieviel leichter ist es da, sich selbst helfen zu können.

In solchen Fällen liegt es natürlich nahe, sich zunächst einmal selbst behandeln zu wollen. Als Einstieg in einen Heilungsprozeß eignen sich dazu am besten Heilpflanzen und Blüten-Essenzen, denn bei Panikstörungen helfen sie dabei, das Haus zu verlassen und sich kompetente und vertrauenswürdige Unterstützung zu suchen.

Leitfaden zur Selbstbehandlung

Können Naturheilmittel die Psyche manipulieren?

»Seit ich das Mittel nehme, habe ich plötzlich wieder das Bedürfnis, mich mehr um mich zu kümmern. Ich finde es schrecklich, daß ein Medikament mich so beeinflussen kann. Ich will nicht, daß irgendwelche Substanzen mein Verhalten verändern.«

Diese junge Grafikerin litt an extremer Anorexie, sie konnte sich bis zum Tag der Einnahme ihres Konstitutionsmittels keine verwöhnenden Gesten wie warme Kleidung oder süße Getränke gestatten, feste Speisen nahm sie ohnehin nur in winzigen Mengen zu sich. Schon einige Tage nach der Einnahme des Mittels begann sie, spontan mehr für ihr Wohlbefinden zu tun, bis ihr diese Veränderung plötzlich bewußt wurde. In diesem Moment bekam sie Angst, denn wer sich selbst bemuttert, könnte die Fürsorge der »Mütter« aus dem therapeutischen Bereich verlieren. Dazu kamen Bedenken, das Mittel könne sie manipulieren, da sie bereits negative Erfahrungen mit Psychopharmaka gemacht hatte. Erst die Versicherung, Homöopathie könne nur das in ihr wecken, was schon vorher dagewesen sei, beruhigte sie.
Homöopathie kann immer nur Wege ebnen, um die inneren Möglichkeiten neu oder besser zu entwickeln.

»Ohne meine gewohnte Angst war mir ganz unheimlich.«

Eine Sekretärin kam wegen ihrer Versagensängste in Behandlung, sie fühlte sich durch ihre Ängste so überwältigt, daß sie nach einigen Wochen jede neue Stellung kündigen mußte, die Suche nach der nächsten Stelle und die Angst, wieder zu versagen, fingen an ihr Leben zu bestimmen. Durch die Einnahme eines homöopathischen Mittels verschwanden die Ängste innerhalb weniger Tage, und sie fühlte sich auch im Alltag so selbstsicher wie selten zuvor.

Als sie nach zwei Wochen zum vereinbarten Termin kam, hatten sich die Ängste wieder in vollem Umfang eingestellt. Das ungewohnte Freiheitsgefühl hatte sie enorm verunsichert. Erst nach vielen Monaten und häufiger Wiederholung des Mittels entwickelte sich allmählich wieder ein Teil dieses angstfreien Lebensgefühls, das ihr auch bei Belastung erhalten blieb.

Sie blieb jedoch ohne Arbeit und genoß es sehr, die freie Zeit für ihre Malerei nutzen zu können. Die Angst hatte sie vor Überforderung geschützt, sie brauchte ihre Zeit, um spüren zu können, daß sie die Angst nicht als Alibi für eine Zeit ohne feste Arbeit brauchte.

Grundsätzlich war sie den Aufgaben in der Familie und im Beruf gut gewachsen. Ihre Versagensängste waren Relikte ihrer Kindheit, deshalb konnte das homöopathische Mittel sie allmählich auflösen. Hätte sie wirkliche Gründe gehabt, wie unzureichende Ausbildung oder mangelnde Intelligenz, wären ihre Ängste im Beruf in gewisser Hinsicht berechtigt und durch keine Arznei der Welt zu beheben gewesen.

Dieses Beispiel zeigt, daß sich die Psyche nicht einfach manipulieren läßt, jeder Evolutionsprozeß braucht eben seine Zeit, bei der einen Person kann es schnell gehen, die andere braucht einfach länger. Manche Menschen haben jedoch aufgrund schlechter Erfahrungen große Angst vor Manipulation, und es fällt ihnen schwer, Unterstützung anzunehmen, die sie als »von außen« kommend empfinden.

Können Naturheilmittel abhängig machen?

»Ich habe Jahre gebraucht, um von Tabletten und Alkohol loszukommen, jetzt möchte ich auf keinen Fall wieder ständig irgend etwas einnehmen müssen. Kann man denn von diesen Tropfen nicht auch abhängig werden?«

Dieser 50jährige Sozialarbeiter hatte eine schwierige berufliche und persönliche Wegstrecke zu überwinden. Seine Suchterfahrung ließ ihn mißtrauisch werden bei der Vorstellung, regelmäßig ein Arzneimittel einzunehmen. Er akzeptierte es jedoch unter dem enormen Druck seiner Herzbeschwerden und Schlafstörungen. Einige Wochen lang nahm er Blüten-Essenzen und ein homöopathisches Konstitutionsmittel ein, und nach und nach spürte er wieder größeren inneren Halt und fühlte sich nicht mehr so leicht angreifbar. Seine Herzbeschwerden und damit auch seine Ängste vor einer schweren Krankheit legten sich. Er empfand die Heilmittel jedoch als Krückstock, und da es ihm ohnehin schwerfiel, Hilfe anzunehmen, setzte er alles ab, sobald die Beschwerden auf ein akzeptables Maß zurückgegangen waren.

In diesem Zusammenhang ist es wichtig zu wissen, daß alle hier genannten Heilmittel keine Süchte auslösen können, wie zum Beispiel Alkohol oder Beruhigungsmittel. Das Charakteristische an einer echten Sucht ist die Gewöhnung des Organismus an die jeweilige Substanz und die sehr unangenehmen Entzugserscheinungen, wenn dieser Stoff fehlt. Obwohl homöopathische Mittel auch aus Drogenpflanzen wie Tabak oder Mohn hergestellt werden, können sie in den therapeutisch eingesetzten Dosierungen keine Sucht auslösen, da durch die extreme Verdünnung den Ursprungssubstanzen die Sucht erzeugende Wirkung vollständig genommen wird. Eine echte organische Abhängigkeit ist deshalb ausgeschlossen.

Jedes Heilmittel kann jedoch rein theoretisch in eine seelische Abhängigkeit führen. Wer zum Beispiel unter Panikattacken leidet, hat oft irgendein Fläschchen dabei, von dem im Ernstfall schnell ein paar Tropfen eingenommen werden, manche nehmen Pfefferminzöl oder ein pflanzliches Herzmittel, manche die Bachblüten-Notfalltropfen. All diese Mittel können nicht körperlich abhängig machen, da aber manche Menschen nicht ohne diese Helfer in der Not aus dem Haus gehen wollen, entsteht eine gewisse psychische Abhängigkeit. Bei starken Ängsten ist die Neigung eben oft groß, sich an jeder Hilfe festzuhalten, sei es ein Heilmittel oder ein helfender Mensch.

Auch zu Beginn einer homöopathischen Behandlung kann ein solches Gefühl von Abhängigkeit entstehen. Mit dem Nachlassen der Beschwerden wächst jedoch auch die innere Stärke und Unabhängigkeit sowohl vom Heilmittel als auch vom Behandler oder von der Behandlerin. Bei jedem Schritt zur Besserung werden die Arzneimittelgaben reduziert und in immer größeren Abständen eingenommen. Das Ziel der Behandlung ist die Unabhängigkeit vom Heilmittel, auch wenn dies je nach Intensität der Beschwerden unterschiedlich lange dauern kann.

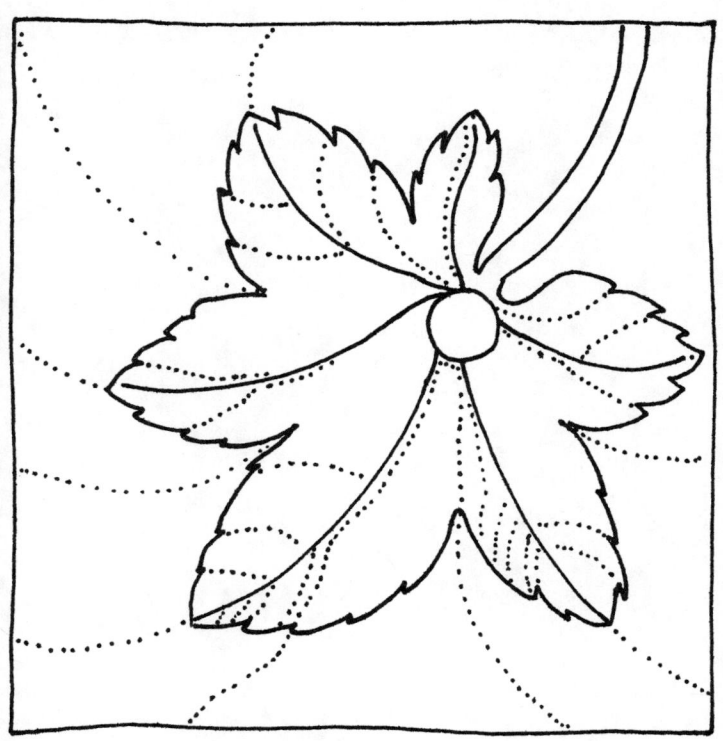

Pflanzen sind die ältesten Bewohner unserer Welt, sie leben im Wasser und auf der Erde, angepaßt an alle Klimazonen und Landschaften. In ungezählten Erscheinungsformen sind sie Lebensgrundlage aller anderen Lebewesen. Pflanzen sind sensibel, sie empfinden nicht nur genau, was mit ihnen und um sie herum geschieht, sondern sie spüren auch die Gefühle der Pflanzen, Tiere und Menschen in ihrer Nähe. Auf chemischem Weg können sie mit anderen Pflanzen und Tieren kommunizieren, sie vor Gefahren warnen, sie anlocken oder auf Distanz halten. Ihre Formen oder Farben lassen auch Rückschlüsse auf ihre Eigenschaften zu, und ihre Heilwirkung auf bestimmte Krankheiten oder Organe steht oft in Einklang mit ihrer äußeren Gestalt

Woher kommt das Wissen über die Pflanzen? Ein kurzer Überblick über die Geschichte der Pflanzenheilkunde

Die Heilung mit Pflanzen wurde nicht erst von den Menschen erfunden, auch Tiere wissen, welches Kraut oder welche Wurzel sie brauchen, um sich zu heilen. Von Schimpansen ist zum Beispiel bekannt, daß sie bewußt die schlecht schmeckenden Blätter einer Pflanze essen, um sich von Parasiten zu befreien, und Schwalben zupfen die Stiele des Schöllkrautes ab, um mit dem herausquellenden Saft eine Augenkrankheit ihrer frisch geschlüpften Jungen zu behandeln.

Auch die frühen Menschen hatten einen intuitiven Zugang zur Natur, und die Pflanzenheilkunde war für sie ein selbstverständlicher Bestandteil ihres Lebens, wie die Suche nach Nahrung und die Jagd. So kannten zum Beispiel die Neandertaler schon vor 60000 Jahren die besonderen Kräfte bestimmter Pflanzen. Ausgrabungen zeigen, daß sie ihre Verstorbenen auf den Blüten von Heilpflanzen aus ihrer Umgebung bestattet haben.

Heilpflanzen sind die Basis der traditionellen Naturheilkunde aller Völker. Das Wissen um ihre Zubereitung und Anwendung wird seit vielen tausend Jahren von Generation zu Generation weitergegeben. Die Gesundheitsversorgung des größten Teils der armen Weltbevölkerung basiert auch heute auf der Anwendung von Heilpflanzen, denn sie sind billiger und leichter zu beschaffen als die moderne, chemisch hergestellte Medizin. Frauen auf der ganzen Welt behandeln ihre Familien mit einheimischen, gut bekannten pflanzlichen Hausmitteln bei allen möglichen Alltagsbeschwerden.

Muß man an die Wirkung der Pflanzen glauben?

In jeder Kultur ist die Pflanzenheilkunde in ein System aus bestimmten Mythen und spirituellen Vorstellungen eingebunden. Wir Menschen sehen in einer Pflanze nicht nur die positive Wirkung zum Beispiel bei einer Halsentzündung, sondern wir deuten diese Wirkung auch im Sinne unseres jeweiligen Glaubens. Wer die Welt als einen Platz voller unsichtbarer Geister ansieht, wird sich sicher sein, daß böse Geister den Halsschmerz geschickt haben und der gute Geist des Salbeitees ihn vertrieben hat. Glauben wir an die »Geister« der Naturwissenschaft, sind wir überzeugt, daß feindliche Bakterien die Halsschmerzen verursachen und die chemischen Bestandteile des Salbeitees diese getötet haben. So etwas wie eine objektive Wahrheit kann es deshalb in der Medizin nicht geben, denn auch die Glaubenssysteme der sogenannten aufgeklärten westlich-naturwissenschaftlichen Medizin sind einem steten Wandlungsprozeß unterworfen. An die jeweils herrschende Doktrin glauben alle so lange, bis sie durch die nächste abgelöst wird.

Alle hier beschriebenen Pflanzen sind nicht nach einer bestimmten Theorie oder Ideologie ausgewählt. Einziges Kriterium ist die positive Erfahrung vieler Menschen, die sie selbst als heilsam erlebt haben.

Welche Probleme wirft die Behandlung mit Heilpflanzen heute auf?

Die Heilpflanzen, die heute in den Apotheken verkauft werden, sind aufgrund neuer Gesetze durch einen langen Prozeß chemischer Analysen und Studien gegangen, nur die Substanzen, die den chemisch definierten Kriterien standhalten können, werden zugelassen. So werden zwar unwirksame oder schädliche Stoffe aussortiert, andererseits verarmt auch die Palette der bewährten Mittel zugunsten weniger in Monokulturen gezüchteter Arten. Viele wildwachsende Pflanzen wurden wegen des großen Bedarfs in ihrem Herkunftsland beinahe ausgerottet und stehen unter Naturschutz. Die derzeit beste Lösung für diese Probleme ist der biologisch dynamische Anbau von Heilpflanzen und der Verzicht auf seltene wildwachsende Arten. Eine zukunftsweisende Perspektive für diese fatale Situation der Zerstörung und Ausbeutung bieten die Heilverfahren, die aus einer minimalen Menge von Pflanzen eine große Menge Arznei herstellen können, wie die Homöopathie und die Therapie mit Blüten-Essenzen, die im nächsten Kapitel beschrieben wird.

Woher stammt das heutige Wissen über die Heilkräuter?

In Europa wurde die traditionelle Pflanzenheilkunde als Volksmedizin vor allem von den Kräuterfrauen und Hebammen ausgeübt, sie gaben das Wissen über Heilung und Schmerzstillung, über Sexualität und Geburtenkontrolle, über Schwangerschaft und Geburt von einer Frau zur anderen weiter. Die beispiellose Ermordung der heilkundigen und weisen Frauen durch die Inquisition dauerte vom späten Mittelalter bis ins 18. Jahrhundert, und mit den Frauen ging auch der größte Teil ihres Wissens unter. Nur ein Teil wurde durch interessierte Mönche oder Ärzte bewahrt und aufgeschrieben. Dennoch lebte neben der offiziellen von griechischen und christlichen Einflüssen geprägten Medizin eine Subkultur von Kräuterkundigen weiter, die vor allem die armen Teile der Bevölkerung mit Pflanzenmedizin versorgte.

Wer darf mit Heilkräutern behandeln?

Anfang dieses Jahrhunderts wurde die Arbeit der Naturheilerinnen und -heiler durch das Heilpraktikergesetz unter staatliche Kontrolle gestellt. Seitdem müssen sich alle Nichtärzte, die mit Kräutern heilen oder mit anderen Heilverfahren arbeiten, einer schulmedizinischen Überprüfung unterziehen und sich offiziell als Heilpraktikerin oder Heilpraktiker niederlassen. Da die Naturheilerinnen und -heiler damals so beliebt und auch so wichtig für die medizinische Versorgung der armen Leute waren, die sich keine Ärzte leisten konnten, konnte ihre Arbeit nicht verboten werden, sondern wurde nur stark eingeschränkt und reglementiert. Abgesehen von einer berufsmäßig praktizierten Pflanzenheilkunde darf selbstverständlich jede Frau ihre Familie bei Alltagsbeschwerden mit Kräutern aus der Hausapotheke und aus dem Garten behandeln.

Wo kann man mehr über die Heilkraft der Pflanzen lernen?

In den letzten Jahrzehnten ist auch in der Ärzteschaft das Interesse an Alternativen zu chemischen Arzneimitteln wieder gewachsen, und bestimmte Modepflanzen erobern die Gunst der Schulmedizin. Wer jedoch eine pflanzliche Pille genauso mechanisch-symptomatisch wie eine chemische Pille verschreibt, praktiziert noch lange keine Pflanzenheilkunst. Auch in einem Buch wie diesem kann keine Heilkunst gelehrt werden, deshalb ist das Kapitel über die Selbsthilfe mit Pflanzen auf die Weitergabe bewährter Rezepte beschränkt. Wer mehr über das Heilen mit Pflanzen lernen möchte, findet in der Bibliographie am Schluß dieses Buches Hinweise zum Selbststudium. Manche Bildungseinrichtungen wie zum Beispiel die Volkshochschulen und einige Heilpraktikerschulen bieten Kurse und Unterricht über Pflanzenheilkunde an.

Bei welchen Ängsten helfen Kräuter am besten?

Kurzzeitige Angstgefühle, deren äußere Ursache bekannt ist, wie zum Beispiel Prüfungsangst oder leichte Flugangst, kann man sehr gut mit pflanzlichen Angstlösern behandeln. Auch Kinder sprechen bei vorübergehenden Ängsten sehr gut auf eine Kur mit Heilpflanzen an.

Bei schweren Ängsten, vor allem, wenn die Ursache unbekannt ist und bei Angstneurosen, können Pflanzenmittel die Symptome wie Unruhe oder Herzklopfen besänftigen, sie können jedoch bei tiefgehenden seelischen Schwierigkeiten keine langfristige Heilung in Gang setzen. In solch einer Situation können Beruhigungsmittel auf pflanzlicher Basis nur eine vorübergehende Notlösung sein, bis eine angemessene Behandlung beginnen kann.

Alle pflanzlichen Angstmittel können ohne Bedenken auch mit homöopathischen Mitteln oder Blüten-Essenzen kombiniert werden, während einer Konstitutionsbehandlung sollte es jedoch mit der Therapeutin oder dem Therapeuten abgesprochen sein, wenn andere Heilmittel parallel eingenommen werden.

Leitfaden zur Selbstbehandlung mit Heilpflanzen

Pflanzenheilmittel sind Zubereitungen aus ganzen Pflanzen oder ihren besonders heilkräftigen Teilen wie zum Beispiel Wurzeln oder Blüten. Sie werden meist als Tees, Tropfen oder Dragees eingenommen und wirken bei Ängsten entspannend auf Körper und Geist. Alle genannten Pflanzen vertragen sich untereinander und mit den anderen Behandlungsmethoden, das heißt, sie können für eine gewisse Zeit auch parallel zu einer Therapie mit Blüten-Essenzen oder mit homöopathischen Mitteln eingenommen werden. Pflanzliche Heilmittel eignen sich gut zur Selbsthilfe, da sie einfach zu dosieren sind.

Das Heilungsziel bei der Behandlung mit Heilpflanzen

Die beruhigende und stabilisierende Wirkung vieler pflanzlicher Arzneimittel kann dabei helfen, angstbesetzte Hürden des Lebens leichter zu überwinden. Der Sinn einer solchen Hilfestellung liegt nicht darin, sich auf ihr auszuruhen, sondern sie auf Dauer wegzulassen.

Wenn ein schüchterner Berufsanfänger vor einem wichtigen Bewerbungsgespräch nicht schlafen kann, helfen die pflanzlichen Angstlöser diese vorübergehende Schwierigkeit so zu meistern, daß man mit gestärktem Selbstbewußtsein daraus hervorgeht.

Wenn dagegen ein Kind durch die Scheidung der Eltern wieder mit dem Bettnässen beginnt, braucht es eine längere Behandlung mit pflanzlichen Mitteln, die ihm dabei helfen können, die körperlichen Symptome seiner Angst allmählich aufzulösen. Das Ziel der Behandlung liegt hier eher in einem Wiederaufbau der durch den Schock geschwächten inneren Kräfte.

Kurzporträts der wichtigsten Pflanzen bei Angst, Unruhe und Überempfindlichkeit

Die lateinischen Namen dienen zur Orientierung bei der Auswahl von Fertigmischungen aus der Apotheke

Baldrian (Valeriana officinalis)

Der Baldrian, eine einjährige rosa blühende Pflanze, wächst gerne, wenn auch selten an Wegrändern im Wald. Über seinen Geruch scheiden sich die Geister, alle Katzen lieben ihn, die meisten Menschen finden ihn unangenehm. Die Wurzel des Baldrians (Radix Valerianae) wird im Frühjahr oder im Herbst ausgegraben und zu Heilzwecken verarbeitet. Sie ist als Tee, in Drageeform und als Tinktur erhältlich, die der Volksmund »Baldriantropfen« nennt. Diese bitteren Tropfen können nervöse Zustände und ängstliche Stimmungen beruhigen, tun es aber nicht immer, manche Menschen machen sie sogar nervös. Bei kurzzeitiger innerer Anspannung gibt Baldrian Ruhe und besseren Schlaf, bei schweren chronischen Schlafstörungen oder Ängsten kann er nur wenig ausrichten. Die positive Wirkung des Baldrians braucht oft einige Wochen, bis sie sich voll entfaltet.

Ginseng (Panax Ginseng)

Der Name Ginseng bedeutet im Herkunftsland China »Essenz aus der Erde in Menschenform«, denn die Wurzel dieser weltweit geschätzten Pflanze sieht einem Menschen ähnlich. Traditionell wird das Ginsengtonikum vor allem zur Aktivierung der körperlichen und geistigen Leistungsfähigkeit und des Immunsystems verwendet. Sie beeinflußt die psychische Sphäre indirekt, indem sie die Reaktionen des Körpers auf Dauerstreß ausbalanciert: einerseits kann Ginseng bei Übererregtheit und Schlaflosigkeit beruhigend wirken, andererseits muntert er bei Müdigkeit und Konzentrationsschwäche auf. In Zeiten besonderer Belastung hilft Ginseng als 4–6wöchige Kur sehr gut, um fit zu bleiben und streßbedingten vegetativen Störungen vorzubeugen. Auch wenn man sich durch Überarbeitung bereits in einem körperlich-geistigen Erschöpfungszustand befindet, hilft er, sich wieder zu regenerieren. Die Ginsengwurzel ist aufgrund ihrer vielfältigen Wirkungen ein ausgezeichnetes Mittel bei Ängsten durch echte Überforderung. Studien haben gezeigt, daß ein naturbelassenes Wurzelpulver einer Lösung in Alkohol oder einem Tee vorzuziehen ist.

Hopfen (Humulus lupulus)

Der Hopfen ist eine einheimische Schlingpflanze, deren weibliche Blüten grünliche Fruchtzapfen ausbilden. Aus den frischen Zapfen wird eine Tinktur hergestellt, die getrockneten Zapfen werden als Tee zubereitet. Hopfen wirkt beruhigend auf das Nervensystem, er lindert auch Beschwerden des Darms, die durch Aufregung und Streß entstanden sind, wie zum Beispiel Krämpfe oder Blähbauch. Er wirkt beruhigend auf den Puls und auf das nervöse Herz und verhilft zu besserem Schlaf. Hopfentee eignet sich nicht als Dauergetränk und darf nicht überdosiert werden, weil es sonst zu Benommenheit und Magenbeschwerden kommen kann. Bei Schlaflosigkeit durch Unruhe und ängstliche Anspannung ist eine 4–6wöchige Kur mit einer Teemischung aus 3 Teilen Hopfenzapfen und zwei Teilen Baldrianwurzel angeraten.

Johanniskraut (Hypericum perforatum)

Das leuchtend gelb blühende Johanniskraut wächst in Mitteleuropa auf Waldlichtungen oder steinigen Plätzen und an Wegrändern. Die Blüten und die Blätter werden vor allem zu Tees, Dragees und Tinkturen verarbeitet. Johanniskraut wirkt nicht nur anregend auf das Immunsystem, sondern hat eine stimmungsaufhellende und besänftigende Wirkung. Es harmonisiert unruhige und angespannte Stimmungen, deshalb wird es auch bei Hitzewallungen empfohlen. Besonders bei Angstgefühlen, die mit depressiver Verstimmung einhergehen, ist Johanniskraut das Mittel der Wahl. Auch bei nervös bedingten Herzbeschwerden, bei Schwindel durch Aufregung, bei Schlafstörungen auch nach geistiger Überanstrengung hilft eine Kur mit Johanniskrauttee. Er kann über längere Zeiträume hinweg eingenommen werden.

Mit den Blüten des Johanniskrauts wird nach der Methode Dr. Bachs auch eine Blüten-Essenz zubereitet. Sie hat besonders bei der Behandlung von Alpträumen und nächtlichen Ängsten große Bedeutung (siehe Kapitel »Ängste heilen mit Blüten-Essenzen«).

Kava-Kava (Piper methysticum)

Die Wurzeln der afrikanischen Kava-Pflanze (Rhizoma Piperis methystici) haben eine beruhigende, entspannende und ausgleichende Wirkung. Sie wirken sowohl bei Unruhe und Angst als auch bei den vegetativen Anzeichen von Streß wie Muskelverspannung und Magen-Darm-Beschwerden durch Aufregung. Auch bei Konzentrationsproblemen und Prüfungsangst wirkt die Kava-Wurzel sehr positiv, ohne müde zu machen. Der Geschmack der Wurzel ist sehr scharf, deshalb wird sie am besten in Form von Kapseln eingenommen. Obwohl die Kava-Wurzel oft als hochkonzentriertes Arzneimittel zubereitet wird und bei heftigen Ängsten auch in hohen Dosen eingenommen werden kann, macht sie nicht abhängig.

Lavendel (Lavandula officinalis)

Der Lavendel ist in den warmen Mittelmeerländern zu Hause, in geschützten und sonnigen Gärten kann er sich auch in Mitteleuropa schön entwickeln. Sein aromatischer Duft kommt aus den ätherischen Ölen der kleinen violetten Blüten, die zu Heilungszwecken deshalb genau dann geschnitten werden, wenn sie gerade aufgeblüht sind. Lavendel hat auch eine erfrischende und reinigende Wirkung, deshalb wird er oft zur Luftverbesserung in Schlafräumen und Schränken benutzt. Unruhige Babys bekommen ein Säckchen mit Lavendelblüten ans Bett gehängt, Erwachsene nehmen Lavendel zur Verbesserung des Schlafs entweder als Bad oder als Kräuterkissen ins Bett. Bei akuter Ängstlichkeit hilft das konzentrierte aromatische Öl des Lavendels, das durch Destillation gewonnen wird, als »Riechfläschchen«. Es hilft, Abstand von

Besorgnissen zu gewinnen. Das aromatische Öl kann auch tropfenweise einem Massageöl beigemischt werden, denn eine Massage mit Lavendel beruhigt Körper und Geist.

Melisse (Melissa officinalis)

Die Melisse ist eine einheimische Heilpflanze, die meist in Gärten kultiviert wird. Ihre grünen Blätter, die zu Heilzwecken getrocknet werden, verströmen einen angenehmen zitronenartigen Duft. Ein nach ihr benannter Kräuterextrakt, der sogenannte Melissengeist, ist jedoch eine Mischung aus vielen unterschiedlichen Kräutern. Melisse, als Tee getrunken, wirkt entspannend auf den Magen-Darm-Trakt und beruhigt die Nerven. Ein abendliches Bad in Melissenextrakt schenkt tiefen Schlaf, vor allem bei Schlaflosigkeit durch Übermüdung. Wer zu Nervosität neigt, fährt gut damit, schwarzen oder grünen Tee gegen Melissentee einzutauschen. Melisse ist eine sehr sanfte Medizin für den täglichen Gebrauch. Wie bei allen Heilpflanzen sollte nach 6 Wochen eine Pause bei der Einnahme eingelegt werden, sonst läßt die Wirkung durch Gewöhnung nach.

Orange (Citrus sinensis)

Der Orangenbaum wächst vor allem in Nordafrika und Spanien, seine Blüten (Flores Citri sinensii) duften angenehm aromatisch und süß, ihre Aromastoffe werden deshalb zur Herstellung von Parfüms verwendet. Die Blüten haben eine krampflösende und beruhigende Wirkung, sie fördern den Schlaf und besänftigen das Herzklopfen. Bei Angst und innerer Anspannung, aber auch bei depressiver Verstimmung kann man sie als Tee anwenden, wobei es wichtig ist, die getrockneten Blüten nur 1–2 Minuten ziehen zu lassen. Das Aromaöl aus den Orangenschalen wirkt ebenfalls angstlösend, es wirkt in Kombination mit Lavendelöl hervorragend als entspannende Badezutat oder wird einem beruhigenden Massageöl zugesetzt.

Passionsblume (Passiflora incarnata)

Die Passionsblume, eine Liane aus den tropischen Zonen Amerikas, trägt große prächtige Blüten, die entfernt an eine Dornenkrone erinnern. Sie hat nicht nur eine beruhigende, sondern auch eine krampflösende Wirkung. Sie senkt den Blutdruck, wirkt leicht schmerzstillend und fördert den Schlaf. Sie kann deshalb auch bei Migräne und Neuralgien eingesetzt werden. Bei Angst, Herzklopfen und Nervosität wirkt die Passionsblume entspannend und besänftigend. Die getrockneten Blütenknospen können als Tee zubereitet werden, sie sind auch als Tinktur und Dragees erhältlich.

Taigawurzel (Eleutherococcus senticosus)

In Sibirien, Korea und China wächst der bis zu drei Meter hohe Busch, aus dessen Wurzeln ein in der dortigen Tradition sehr beliebter Heilmittelextrakt hergestellt wird, der sich seit einiger Zeit auch in Europa steigender Beliebtheit erfreut. Taigawurzel, auch sibirischer Ginseng genannt, ist ein Stärkungsmittel, das vor allem bei Müdigkeit, Schwächegefühl und bei Leistungs- und Konzentrationsmangel angezeigt ist. Darüber hinaus wird es bei Infektneigung durch körperliche und seelische Überlastung als Immunstimulans eingesetzt. In der Zeit vor einer Prüfung zum Beispiel kann die regelmäßige Einnahme von Taigawurzelextrakten die geistige Leistungsfähigkeit und das Durchhaltevermögen steigern und dient auf diesem Wege zur Streßminderung und Angstvorbeugung.

Weißdorn (Crataegus monogyna)

Der Weißdorn ist ein kleiner strauchartiger Baum, der in ganz Europa wächst, er wird heute vor allem als Herz- und Kreislaufmittel verwendet. Die Blüten, die Früchte und die Blätter sind heilkräftig. Sie werden bei Herzklopfen, Herzbeklemmung und bei nachlassender Herzleistung eingesetzt. Jedoch auch bei Nervosität und Schlafstörungen wirkt der Weißdorn sanft beruhigend. Die Blüten des Weißdorns (Flores Crataegi) werden bei Angst mit Beklemmung und bei schnellem Puls als Tee zubereitet und über 4 Wochen als Kur getrunken.

Kurzporträts der wichtigsten ätherischen Öle bei Ängsten

Geranium (Pelargonium odorantissimum)

Der süße Duft dieser Geranienart erinnert an Rosen, weshalb dieses Aromaöl auch unter dem Namen Rosengeranie angeboten wird. Geraniumöl wirkt ausgleichend bei emotionalem Ungleichgewicht und wird deshalb bei Stimmungsschwankungen eingesetzt. Einerseits beruhigt es ängstliche Anspannung und streßbedingte Nervosität, andererseits hilft es, melancholische und trübsinnige Stimmungen zu vertreiben. Besonders bei hormonellen Umstellungen, die mit einem Wechselbad der Gefühle einhergehen können, verhilft dieses ätherische Öl zu mehr Gleichgewicht. Es wird in neutralem Öl verdünnt, bei Bedarf mit anderen Aromaölen gemischt und zu Massagen und Bädern verwendet.

Kamille (Matricaria chamomilla)

Die Kamille zählt zu den ältesten bekannten Heilpflanzen, und ihre vielfältige Anwendung wird schon aus der ägyptischen Heilkunst überliefert. Sie stärkt das Nervensystem, entspannt die Muskulatur der inneren Organe wie zum Beispiel im Darm oder der Gallenblase. Sie hemmt Entzündungen der Haut und der Schleimhaut wie zum Beispiel im Mund- oder Magenbereich und im Bereich der weiblichen Fortpflanzungsorgane. Auf der psychischen Ebene wirkt Kamille beruhigend bei Überreizung und Ruhelosigkeit, bei Schlafstörungen und ängstlicher Anspannung.

Ein Tee aus Kamillenblüten kann bei ängstlicher Reizbarkeit durch Zahnungsbeschwerden oder Fieber wieder Entspannung schenken. Das reine ätherische Öl aus der Kamille hilft bei innerer Erregung und ängstlicher Nervosität, die mit Anspannung und Ärger einhergehen. Es wird nie pur auf die Haut aufgetragen oder eingenommen, sondern vor jeder Anwendung verdünnt. Schon wenige Tropfen des Kamillenöls, in einem neutralen Körperöl aufgelöst, reichen für ein entspannendes Bad oder eine schlaffördernde Massage.

Muskatellersalbei (Salvia sclarea)

Der blauviolett blühende, aromatisch duftende Muskatellersalbei stammt aus den warmen Mittelmeerländern, aber auch im einheimischen geschützten Garten kann er sich gut entwickeln. Schon in der Antike wurde er als Heilpflanze für geistig-seelische Beschwerden geschätzt. Muskatellersalbei wirkt entspannend und regenerierend auf das Nervensystem und die Muskulatur, deshalb hilft er zum Beispiel bei Spannungskopfschmerz und Schlaflosigkeit. Im psychischen Bereich kann man ihn sehr gut bei depressiven Verstimmungen und ängstlicher Unruhe anwenden. Vor allem das reine Aromaöl, das man der Pflanze durch Destillation entzieht, wirkt stimmungsaufhellend und entspannend. Selbst schwere Ängste kann man mit Fuß- oder Ganzkörpermassagen mit verdünntem Aromaöl mildern, wobei man es mit anderen Ölen mischen sollte (siehe auch Lavendel, Orange und Neroli). Muskatelleröl eignet sich auch für beruhigende Bäder; damit es sich mit dem Wasser verbindet, muß man es vorher in Honig auflösen. Da das Muskatelleröl bei manchen Menschen euphorisierend wirkt, sollte man es nicht einnehmen, wenn man Alkohol getrunken hat. In der frühen Schwangerschaft sollten Frauen das Öl nicht innerlich verwenden.

Neroli (Citrus sinensis)

Das Aromaöl Neroli wird aus Orangenblüten destilliert. Es wirkt sehr entspannend, besänftigt auch explosive Gefühle, beruhigt nach seelischen Erschütterungen und mildert Ängste. Man kann es sehr gut nach seelischen Schocks zur Beruhigung einsetzen. Es stärkt das Selbstvertrauen, so daß es leichter fällt, sich Ängsten zu stellen. Man kann es in verdünnter Form sowohl zur Massage verwenden als auch in Entspannungsbädern. In akuten Schocksituationen oder während einer Angstkrise dient ein Flakon mit reinem Neroliöl als Riechfläschchen.

Ylang-Ylang (Cananga odorata)

Diese schwer und süß duftende Pflanze wächst vor allem auf Madagaskar und in einigen anderen tropischen Ländern, sie wird vor allem für Parfüms angebaut. In der Aromatherapie findet sie vielfältige Verwendung. Das ätherische Öl, das aus den Blüten der Pflanze gewonnen wird, hat eine ausgeprägte Wirkung auf das emotionale Wohlbefinden. Besonders bei Ängsten, die durch Schock ausgelöst wurden und die mit Hyperventilation und Herzjagen einhergehen, kann eine Behandlung mit Ylang-Ylang, zum Beispiel mit einem Riechfläschchen, wieder zu mehr innerer Ruhe verhelfen. Besonders bei sexuellen Ängsten gehört dieses Aromaöl in eine entspannende Mischung zur Massage oder zum Bad. Das Ylang-Ylang-Öl riecht vielen zu intensiv, es wird deshalb nur selten pur, sondern meist als Bestandteil einer Mischung mit anderen Aromaölen angewendet.

Qualitätskriterien für Heilpflanzen

Die Qualität von Heilpflanzen variiert stark durch den jeweiligen Standort, durch Witterungseinflüsse und andere Umweltbedingungen. Auch die Art der Ernte und der Lagerung, vor allem aber die Sorgfalt bei der Zubereitung entscheiden über die gute Wirkung einer pflanzlichen Arznei. Aus naheliegenden Gründen sind Pflanzen aus biologischem Anbau, aus anthroposophischem Anbau oder aus Wildsammlung vorzuziehen.

Die meisten Fertigpräparate, wie Tropfen oder Dragees, sind standardisiert, das heißt, die Menge der wirksamen Stoffe ist in jeder Packung gleich.

Tees können in der Wirksamkeit sehr variieren, vor dem Kauf sollten die folgenden Qualitätsmerkmale beachtet werden:

Getrocknete Kräuter, die zur Teezubereitung verwendet werden, müssen frisch aussehen und aromatisch riechen. Zu lange oder falsch gelagerte Kräuter sehen aus wie Stroh und riechen unter Umständen muffig, sie sind nicht mehr wirkungsvoll. Heilpflanzen müssen gegen Licht und Feuchtigkeit geschützt werden und sollten möglichst aus frischer Ernte stammen.

Die Wirksamkeit von Pflanzenarznei läßt sich sehr steigern, wenn sie selbst zubereitet wird. Wer die Möglichkeit dazu hat, kann zum Beispiel Melisse oder Lavendel im eigenen Garten anbauen. Bei Bedarf können sie im Sommer frisch zubereitet werden, als getrocknete Kräuter, in Öl oder Alkohol konserviert dienen sie auch im Winter als Hilfe in Streßzeiten.

Johanniskraut und Baldrian können in der freien Natur in kleinen Mengen für den eigenen Bedarf aus gesunden und unbelasteten Pflanzen geerntet werden, wenn ein reichlicher Bestand dies zuläßt. Wer offen für die Natur ist, wird sehr davon profitieren, diesen hilfreichen Pflanzen in der Natur zu begegnen und mit ihnen Kontakt aufzunehmen, statt sie einfach nur zu konsumieren.

Wer sich selber mit Pflanzen aus der Natur versorgen möchte, muß selbstverständlich den Naturschutz beachten und sich mit den gesuchten Kräutern und ihrer Zubereitung vertraut machen. Literatur über die Erkennung und Anwendung von Heilpflanzen finden Sie im Anhang.

Alle hier genannten Kräutertees können über Kräuterläden, Versandhandlungen, Drogerien, Reformhäuser und Bioläden bezogen werden.

Rezepte

Tee-Rezept bei ängstlicher Verstimmung und dem Gefühl der Schutzlosigkeit:

30 Gramm getrocknete Passionsblumenknospen mit 1 Liter kochendem Wasser überbrühen, 15 Minuten zugedeckt ziehen lassen, absieben und dreimal täglich eine Tasse trinken, die letzte vor dem Schlafengehen.

30 Gramm Johanniskrautblüten und -blätter mit 1 Liter Wasser

überbrühen, 10 Minuten zugedeckt ziehen lassen, absieben und dreimal täglich eine Tasse trinken, bei Bedarf am Abend eine vierte Tasse vor dem Schlafengehen.

Tee-Rezept bei Unruhe, Überempfindlichkeit und nervöser Anspannung:

30 Gramm von blühenden Sproßspitzen und Blättern der Melisse mit 1 Liter kochendem Wasser überbrühen, zehn Minuten zugedeckt ziehen lassen. 3x täglich eine Tasse, die letzte vor dem Schlafengehen.

10 Gramm Orangenblüten mit 1 Liter kochendem Wasser überbrühen, 1 – 2 Minuten zugedeckt ziehen lassen, absieben und 3 – 4-mal täglich eine Tasse trinken.

Asiatische Energiepunktbehandlung bei Panik und Unsicherheit:

Alle Kräuter, die hier genannt sind, können als frische Pflanzen geerntet und kurz in der heißen Pfanne getrocknet werden. Danach schlägt man eine Handvoll Kräuter in ein dünnes Stückchen Seide ein und legt es direkt auf den Solarplexus. Dort wird es mit einem Seidenschal oder mit einem anderen weichen Stoff befestigt. In Asien ist dies eine bewährte Methode aus der Volksheilkunde, bei der einheimische Wurzelfasern, Blätter und Blüten gegen Ängste angewendet werden. Diese Methode kann man auch bei Kindern vor dem Schlafengehen anwenden.

Pflanzliche Einzelpräparate

Alle beruhigenden Pflanzen sind in Apotheken oder Reformhäusern als Fertigpräparat in Tropfen- oder Drageeform erhältlich. Vor allem als alkoholischer Auszug sind sie lange haltbar.

Bei einer langfristigen Einnahme mit einer eher geringen Tagesdosis stellt der Alkohol kein Problem dar. Wer jedoch bei einem akuten Problem häufig und oft in Alkohol gelöste Pflanzenarznei einnimmt, sollte die Menge des Alkohols bedenken. Kinder und empfindliche Menschen sollten deshalb besser Dragees einnehmen. Das Verfallsdatum muß unbedingt beachtet werden, da die Wirkung sonst verflogen sein kann.

Pflanzliche Mischpräparate

Es hat sich gezeigt, daß auch bei den beruhigenden Pflanzen eine gute Mischung oft mehr Wirkung zeigt als ein Einzelpräparat. Mehrere Hersteller bieten Kombinationsmittel bei Unruhe und Ängsten an, die meisten davon sind auf der Basis der hier beschriebenen Pflanzen hergestellt.

So sind zum Beispiel Baldrian, Hopfen, Melisse und Passiflora enthalten in »Seda-Plantina« und »Sedaselect«. Johanniskraut und Baldrian sind die Bestandteile von »Psychotonin sed«. »RubieSed«, ein Sirup aus Baldrian, Melisse und Passionsblume, ist für Kinder gut geeignet, da er nur 6 % Alkohol enthält.

Vor Pflanzenmischpräparaten wie »Doppelherz Melissengeist« oder »Klosterfrau Melissengeist« kann, was eine längerfristige Einnahme betrifft, wegen seines extrem hohen Alkoholgehalts (bis zu 79 %) nur gewarnt werden!

Mischpräparate aus pflanzlichen und homöopathischen Mitteln

Für solche Präparate gelten die Hinweise im Kapitel über die Komplexmittel-Homöopathie auf Seite 125 f.

Mischpräparate aus pflanzlichen und chemischen Arzneimitteln

Warnung: Es werden in den Apotheken Beruhigungsmittel angeboten, die einerseits aus pflanzlichen und andererseits aus chemischen Arzneimitteln bestehen. Durch die Gestaltung der Packung und den Namen des Präparats entsteht manchmal der Eindruck, das ganze Präparat sei pflanzlicher Natur. Da die enthaltenen chemischen Substanzen zu denen gehören können, die abhängig machen, ist es wichtig, sich immer zu vergewissern, wie ein angebotenes Beruhigungsmittel im einzelnen zusammengesetzt ist. Im Zweifelsfall sollte die Apothekerin oder der Apotheker erklären können, wie die einzelnen Stoffe in einem Mischpräparat beschaffen sind.

Ängste heilen mit Blüten-Essenzen

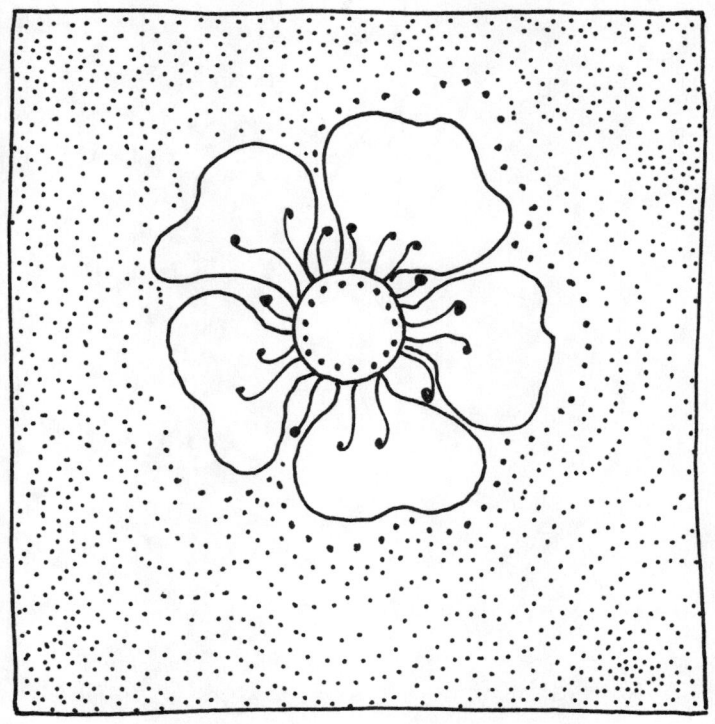

Die Heilkundigen vieler alter Kulturen haben auf unterschiedliche Weise mit Pflanzen kommuniziert, und viele Völker entwickelten zu ihren Heilpflanzen eine tiefergehende Beziehung, als sie einfach nur zu konsumieren. In manchen traditionellen Heilungsritualen wurden die Pflanzen nicht direkt eingenommen, sondern in einer Art Meditation um Hilfe bei der Bewältigung einer Krankheit gebeten. Seit Menschengedenken spielen vor allem die Blüten der Pflanzen eine besondere Rolle in der Heilkunst, und auch heute spielen sie bei religiösen Zeremonien und wichtigen Festen eine besondere Rolle. In der traditionellen, ajurvedischen Medizin Indiens zum Beispiel gilt die Blüte der Pflanze als Zentrum ihres Wesens, in ihr, so wird gesagt, verkörpert sich ihre geistige Dimension.

Solche Vorstellungen sind dem modernen westlichen Denken fremd, aber wer fühlt sich nicht berührt von der Schönheit eines Blumengartens, beglückt durch einen Strauß prächtiger Rosen, oder angezogen durch ein geheimnisvoll duftendes Parfüm? Blüten können Menschen emotional berühren und zeigen, daß eine Pflanze mehr ist als nur ein Wirkstoffbehälter für chemische Substanzen. Wer offene Sinne hat, kann mit ihnen auch ohne Worte in Verbindung treten, wie der sensible und naturliebende Arzt Dr. Edward Bach. Er fühlte sich durch manche Blüten in der Natur besonders angezogen und fand intuitiv einen Weg, wie er sie zur Heilung bestimmter emotionaler Schwierigkeiten verwenden konnte. Er erforschte und erprobte dieses Phänomen über viele Jahre und entwickelte so eine neue Form der Pflanzentherapie, mit der er die seelischen und körperlichen Beschwerden seiner Patientinnen und Patienten behandelte.

Wie wurden die Bach-Blüten entdeckt?

Edward Bach, ein englischer Homöopath, begann in den dreißiger Jahren, gezielt nach einer neuen Medizin zu suchen, die nicht nur einfacher herzustellen, sondern auch leichter anwendbar war als homöopathische Mittel. Durch jahrelange Suche in der Natur entdeckte er, daß die Blüten bestimmter Pflanzen auf viele unterschiedliche menschliche Gemütszustände heilsam wirken. Mit Hilfe von Sonnenlicht und reinem Quellwasser fing er die heilsamen Kräfte der Blüten auf und stellte daraus eine Medizin her, die jedoch nicht auf den materiellen Inhaltsstoffen der Pflanzen basierte, sondern auf einer subtileren Ebene wirkte.

Wie können die Blüten der Pflanzen auf die Menschenseele wirken?

Zunächst suchte Dr. Bach solche Pflanzen, die ihm halfen, seine eigenen inneren Disharmonien zu heilen. Wenn er die Heilwirkung gut genug kannte, gab er sie auch seinen Patientinnen und Patienten. In den vierziger Jahren wurde er durch seine Heilerfolge mit der Blüten-Medizin in England sehr bekannt. Seine Vorstellungen über die Zusammenhänge von Körper und Seele waren seiner Zeit jedoch weit voraus, so daß er in der offiziellen Medizin ein Außenseiter blieb. Seine Ideen über die Entstehung der Krankheiten verknüpfte er mit christlich orientierten spirituellen Vorstellungen, deshalb ist oft der Eindruck entstanden, die Bach-Blüten-Therapie beruhe auf bestimmten Glaubensvorstellungen. Jahrzehntelange Erfahrung hat jedoch gezeigt, daß man nicht an etwas glauben muß, um die Heilkraft der Blüten-Medizin zu spüren, denn sie helfen auch denen, die sie ohne ihr Wissen einnehmen, wie zum Beispiel kleinen Kindern. Dennoch erinnern die Wirkungskräfte der Blüten daran, daß es eine Form der Kommunikation zwischen lebendigen Pflanzen und der Menschenseele gibt, die man nicht durch Meßgeräte, sondern als deutlich spürbare Wirkung erleben kann. Bachs Entdeckung hat gezeigt, daß auch gegen jeden Seelenschmerz ein Kraut gewachsen ist.

Welche verschiedenen Blüten-Heilmittel gibt es heute?

Inzwischen ist seine Heilmethode, die »Bach-Blüten-Therapie«, in aller Welt bekannt und wird nicht nur von aufgeschlossenen Heilkundigen, sondern auch von Laien mit Erfolg eingesetzt, denn es ist leicht und ungefährlich, mit den Blüten-Mitteln zu behandeln.

Am Ende seines Lebens hatte er ein geschlossenes Therapiekonzept mit 38 verschiedenen Blüten-Mitteln entwickelt. Sie schienen ihm ausreichend, um alle Schwierigkeiten des Menschenlebens bewältigen zu können. Nach ihm haben jedoch Menschen auf allen Kontinenten nach heilkräftigen Blüten geforscht und seine Methode weiterentwickelt. Heute gibt es deshalb eine Vielzahl von Blüten-Essenzen aus anderen Ländern, von denen viele schon lange mit Erfolg eingesetzt werden, andere sind noch im Stadium der Erforschung..

Hier werden einige aus der Gruppe der 38 traditionellen Blüten-Mittel Dr. Bachs vorgestellt, ergänzt durch einige deutsche und kalifornische Essenzen, die erfahrungsgemäß besonders bei Ängsten gut wirken.

Ist der Umgang mit Blüten-Essenzen nur etwas für sensitive Menschen?

Dr. Bach legte größtes Gewicht auf die geistige und spirituelle Ebene des Heilens. Seiner Ansicht nach entstanden alle Krankheiten allein durch geistige Fehlhaltungen und Charakterschwächen, die er mit den Blüten grundlegend auflösen wollte. Als Landarzt war er jedoch kein Theoretiker, der mit seinen Patientinnen und Patienten auf einer abstrakt psychologischen Ebene umging, sondern er behandelte täglich die handfesten körperlichen Krankheiten der Dorfbewohner mit seiner Blüten-Medizin. Nicht nur seine Ideen, sondern auch seine Erfolge zeigten ihm, daß tatsächlich viele körperliche Erkrankungen indirekt über die Psyche beeinflußbar sind. Die moderne Psychosomatik konnte Dr. Bachs Erfahrungen durch umfangreiche Studien bestätigen, denn viele Krankheiten, Schmerzzustände und Verletzungsfolgen reagieren positiv auf Impulse aus dem Bereich der Psyche. Dr. Bach folgte damals allein seiner Überzeugung, seinem Gefühl und seiner Menschenkenntnis und wählte seine Mittel nicht aufgrund bestimmter körperlicher Symptome, sondern passend zu den emotionalen Schwierigkeiten und Eigenheiten der einzelnen Menschen aus. So entstand im Laufe der Jahre ein fundiertes Wissen über die Heilwirkung der 38 Blüten-Essenzen.

Wie helfen die Blüten-Mittel bei seelischen Beschwerden?

Die Heilkraft der einzelnen Blüten bezieht sich auf bestimmte Lebensthemen, wie zum Beispiel Entmutigung und Verzweiflung oder Besorgtheit und Ratlosigkeit. Für Dr. Bach repräsentiert jede Blüte eine, wie er es nannte, »geistige Essenz«, die mit einem bestimmten Seelenzustand verknüpft ist. Er ging davon aus, daß die Blüten mit den ihnen entsprechenden emotionalen Problemen der Menschen in Verbindung treten können und sie durch eine »positive Schwingung« zum Verschwinden bringen.

Die Erfahrung hat jedoch gezeigt, daß auch mit den besten Bach-Blüten aus einem Angsthasen kein stolzer Adler wird, auch ein Workaholic mit Angst vor einem Herzinfarkt verwandelt sich durch ein paar Tropfen nicht in einen völlig entspannten Lebenskünstler. Die Blüten-Therapie hilft jedoch, die eigenen Extreme abzumildern, so daß man sich und anderen nicht mehr schadet. Manche Blüten geben Impulse, brachliegende Fähigkeiten zu entwickeln und innere Stärke zu mobilisieren. Andere unterstützen die Loslösung von angstauslösenden Lebenskonzepten, die durch destruktive Botschaften aus der Kindheit entstanden sind, wie zum Beispiel: »Das kannst du sowieso nicht« oder: »Das ist viel zu gefährlich für dich.« Diese Botschaften machen Kindern Angst und setzen sich manchmal als innere Überzeugung fest. Die entsprechenden Blüten können helfen, sich von solchen negativen Zuschreibungen zu lösen und neue Lebensmöglichkeiten für sich zu finden.

Wie helfen die Blüten-Mittel bei körperlichen Beschwerden?

Ängste gehen oft mit Beschwerden wie Schwindel und Schlafstörungen, Herzklopfen und vielen anderen körperlichen Erscheinungen einher. Blüten-Essenzen wirken jedoch nicht wie Tropfen aus Heilkräutern direkt auf die Augen oder das Herz, sondern sie wirken auf indirekte Weise heilend. Wer körperliche Beschwerden mit Blütenmitteln behandeln will, muß erst verstehen, was der Körper durch seine Symptome indirekt signalisieren möchte.

Körperliche Symptome als Sprache des Seelischen zu verstehen, ist eine Kunst, um die sich viele Fachleute aus Psychologie und Medizin bemühen. Auch im Volksmund haben sich inzwischen einige Deutungen für körperliche Krankheiten etabliert. So bekommt heute jeder, der unter Magengeschwüren leidet, mit Sicherheit zu hören, er habe »einfach zu viel Streß in sich hineingefressen«. Einerseits ist an solch einer Binsenweisheit etwas Wahres daran, andererseits bedeutet »Streß« für jeden Menschen je nach individueller Empfindlichkeit etwas anderes. Wer Magenbeschwerden mit Bach-Blüten behandeln möchte, muß deshalb einerseits die Symptome in eine Nachricht aus dem Gefühlsbereich übersetzen, wie zum Beispiel »ich bin sauer«, »mich schmerzt etwas« und »ich kann meinen Ärger nicht zeigen«. Passend zu diesen Gefühlen werden die Blüten-Essenzen für Aggression, inneren Rückzug oder Verletzung eingenommen. Als große Hilfe bei der »Übersetzung« von körperlichen Symptomen in Botschaften der Psyche dient die Literatur über Psychosomatik, wie zum Beispiel die Arbeiten von Louise Hay, Rüdiger Dahlke und Thorwald Detlevsen, sie geben zahlreiche Hinweise für die Deutung von Körpersymptomen.

Hinter dem gleichen Symptom können jedoch auch ganz unterschiedliche emotionale Schwierigkeiten stecken, wie zum Beispiel bei Herzbeschwerden, die sowohl durch Angst und Überforderung als auch durch Zorn oder Verzweiflung ausgelöst werden können. Die Sprache des Körpers kann deshalb nicht nur nach einem fertigen Schema gedeutet werden, es ist vielmehr ganz wichtig, auch das individuelle Befinden bei der Auswahl der Blüten-Mittel mit einzubeziehen.

Was sind eigentlich Notfalltropfen?

Edward Bach nannte die von ihm entwickelte Notfallmischung »Rescue-Remedy«. Unter diesem Namen ist sie heute weltweit bekannt und wird mit Erfolg für Notsituationen aller Art eingesetzt.

Er kombinierte fünf verschiedene Blüten-Mittel gegen Schock, Unruhe, Panik, Anspannung und Orientierungslosigkeit und hatte so für Notfälle eine fertige Arznei, die sich in seelischen und körperlichen Krisensituationen bewährte. Heute wird die Notfallmischung auch in der Geburtshilfe, in der Zahnheilkunde oder in der Sportmedizin eingesetzt, am stärksten hat sie sich jedoch als Hausmittel bei Alltagsbeschwerden und kleinen häuslichen Unfällen etabliert.

Die Notfallmischung kann nicht nur in Tropfenform eingenommen, sondern auch als Salbe hervorragend zur Behandlung der unterschiedlichsten Beschwerden angewendet werden. Sie kann Migräne und Zahnschmerzen erleichtern, sie heilt Sonnenbrand und Säuglingsschnupfen und gehört inzwischen zum festen Bestandteil vieler Haus- und Reiseapotheken

Die Notfalltropfen sind natürlich nicht nur bei körperlichen Symptomen, sondern auch in emotionalen Krisen hilfreich. Auch bei akuten Ängsten, bei Panikattacken und in allen seelischen Krisen kann diese Fertigmischung eingesetzt werden, solange keine bessere individuell zusammengestellte Mischung zur Verfügung steht. Zur Langzeitbehandlung sind die Notfalltropfen nicht gedacht.

Die Bezugsquellen für Notfalltropfen und Notfallsalbe werden im Anhang genannt.

Wie können die Blüten bei Ängsten eingesetzt werden?

Vor allem bei akuten Ängsten, die durch klar erkennbare äußere Ursachen ausgelöst werden, zeigen die Blüten-Essenzen eine hervorragende Wirkung sowohl auf der körperlichen als auch auf der emotionalen Ebene: Sie beruhigen und geben ein Gefühl von Standfestigkeit und Klarheit.

Bei Panikattacken, die ja meist ohne offensichtliche Auslöser wie aus heiterem Himmel kommen, können die Blüten deutlich die Intensität und die Länge der Attacken mildern. In allen akuten Situationen wirkt eine gute Blüten-Mischung ebensogut wie andere Beruhigungsmittel, mit dem großen Unterschied, daß keinerlei Nebenwirkungen zu erwarten sind. Deshalb können auch Kinder bedenkenlos Blüten-Tropfen bekommen, wenn sie nicht aus eigenen Kräften mit ihren Ängsten fertig werden können.

Bei chronischen Ängsten macht es jedoch keinen Sinn, auf Dauer immer nur die Symptome mit einer »Anti-Angst-Mischung« zu erleichtern. Es ist auch gar nicht sinnvoll, solche tiefergehenden Ängste einfach ausschalten zu wollen. Jede lange andauernde Angst verdient eine tiefergehende Betrachtung der Ursachen und eine daran orientierte Blüten-Mischung. Um Ängste dauerhaft zu überwinden, ist es oft nötig, einen inneren Wandlungsprozeß einzuleiten. Dabei helfen solche Blüten am besten, die genau auf jeden Entwicklungsschritt zugeschnitten sind.

Je intensiver die Ängste sind und je länger sie bestehen, desto deutlicher zeichnet sich auch die Grenze der Wirkungskraft der Blüten-Essenzen ab, denn vor allem bei schweren chronischen Ängsten haben sie in der Regel nicht solch ein hohes Heilungspotential wie die homöopathischen Konstitutionsmittel. Während einer langfristigen homöopathischen Behandlung können die Blüten-Mittel sehr gut in Krisensituationen als zusätzliche Hilfe eingesetzt werden.

Halten die Blüten-Essenzen immer, was ihr Entdecker versprochen hat?

Edward Bach hatte die Vorstellung, daß seine Blüten-Essenzen die Menschen in einen Zustand seelischer Harmonie mit sich und den Mitmenschen versetzen sollten. Als höchstes Ziel der Heilung schwebten ihm die christlichen Ideale der Selbstlosigkeit und der vollkommenen Liebe vor. Heilung und Heiligkeit lagen in seiner Vorstellungswelt eng beieinander, und auch in der neueren Literatur wird manchmal der Eindruck vermittelt, daß die richtige Blüten-Medizin einen wunderbaren Zustand ohne Schmerz, Wut, Trauer, Haß oder Angst ermöglichen könnte.

Aber auch Harmonie und Glück sind, wie alles im Leben, der Wandlung unterworfen. Wer das Ideal der endgültigen inneren Harmonie anstrebt, vergißt, daß alle Gefühle zum Leben dazugehören, auch die unliebsamen. Sie wollen akzeptiert und nicht einfach ausgelöscht werden. Besteht die Kunst im Umgang mit der Angst nicht eher darin, sie anzuerkennen, wenn sie auftaucht und sie dann so bald wie möglich wieder loszulassen? Angst läßt sich meist nicht mit einem einzigen Befreiungsschlag auslöschen, tief eingeprägte Charakterstrukturen sind meist hartnäckig und werden eher in vielen kleinen Schritten überwunden.

Welches Heilungsziel hat die Behandlung mit Blüten-Essenzen?

In erster Linie geht es darum, sich von übersteigerten Ängsten zu lösen und den wirklichen Problemen realistisch entgegentreten zu können. Die Blüten-Essenzen helfen aber auch, zu spüren, was hinter übersteigerten Ängsten stecken kann, wie zum Beispiel Sehnsucht nach Geborgenheit oder Wut über Verletzungen. Das heißt nicht, daß Menschen, die eine Blüten-Mischung gegen Ängste einnehmen, gefühlsmäßig vom Regen in die Traufe kommen. Die Erfahrung zeigt vielmehr, daß Blüten-Essenzen sehr sanfte Impulse geben, um unterdrückte Gefühle wie Schmerz und Trauer allmählich ins Bewußtsein aufsteigen zu lassen. So können sie nicht länger im verborgenen Unruhe stiften und Körper und Seele krank machen.

Leitfaden zur Selbstbehandlung
mit Blüten-Essenzen

Wer seine momentanen Gefühle deutlich spürt und sich über die Probleme der aktuellen Lebenssituation völlig im klaren ist, hat es leichter, die passenden Blüten für sich auszusuchen. Es kann eine bereichernde und befriedigende Form der Selbsterfahrung und der Selbstunterstützung sein, wenn man sich selbst mit Blüten-Mitteln weiterhelfen kann. Wer Blüten für sich auswählt, muß sich allerdings immer wieder fragen: »Wer bin ich?« »Was fehlt mir?« und »Was möchte ich lernen?« Gerade bei Ängsten dient diese Form der Selbstbefragung sehr zur Stärkung des Selbstgefühls und trägt deshalb auch zur Heilung bei. Die Selbstbehandlung kann deswegen ein Schritt zu sich selbst sein, ein Weg, stärker auf die eigene Kraft zu vertrauen. Auch als Erste Hilfe bei Ängsten leisten die Blüten-Essenzen große Hilfe.

Oft ist es jedoch schwierig, selbst zu erkennen, wo denn genau das Problem liegt und welche Blüte aus der großen Auswahl die hilfreichste ist. Dann hilft fachkundiger Rat so lange, bis mehr Verständnis für die Ursachen der eigenen Schwierigkeiten und für die passenden Blüten gewachsen ist.

Woran erkennt man die richtige Wirkung?

Bei akuten Beschwerden sollte die positive Wirkung schon nach wenigen Stunden deutlich spürbar sein. Tritt bei einem akuten Problem keine baldige Besserung ein, macht es auf keinen Fall Sinn zu warten. Dann ist es besser, andere Heilmittel, wie zum Beispiel homöopathische Mittel, einzusetzen oder fachliche Hilfe zu suchen.

Bei chronischen Beschwerden ist es sehr hilfreich, vor Beginn der Einnahme aufzuschreiben, weswegen man die Blüten einnimmt und wie man sich zu diesem Zeitpunkt fühlt. Spätestens nach drei Wochen Selbstbehandlung sollte man eine kritische Bilanz ziehen:

- Hat sich meine emotionale Grundstimmung verändert?
- Ist das körperliche Allgemeingefühl besser?
- Gibt es neue innere Impulse?
- Zu wieviel % haben sich die Angstgefühle verbessert?
- Sind bisher unbekannte Gefühle aufgetaucht?
- Besteht ein Verlangen oder eine Abneigung, die Blüten weiterhin einzunehmen?

Positive Selbstbeeinflussung

Wer auf Dauer Angst und Unsicherheit überwinden möchte, kann durch Blüten-Essenzen sehr gute Unterstützung bekommen. Statt aber die Tropfen einfach nur zu konsumieren, ist es sinnvoll, auch auf der geistigen Ebene zur inneren Veränderung beizutragen.

Sicherlich ist es den meisten Menschen nicht möglich, durch sogenanntes positives Denken allein Angst in Mut zu verwandeln. Es geht auch nicht darum, sich selber etwas zu suggerieren, was gar nicht da ist. Dennoch ist es gerade bei Ängsten sehr wichtig, die innere Konzentration auf ein positives Ziel zu richten und sich genau vorzustellen, in welche Richtung man sich verändern möchte.

Viele Blüten-Therapeutinnen und -Therapeuten haben deshalb unterstützende Worte zu den einzelnen Blüten formuliert oder Vorstellungsbilder zur positiven Selbstbestärkung entwickelt. So kann auf einem meditativen Weg die Wirkung der einzelnen Blüten verstärkt und die innere Heilungsbereitschaft gefördert werden.

Es kann sehr wirkungsvoll sein, bei jeder Einnahme der Blüten-Medizin eine positive Vision der persönlichen Ziele zu formulieren, entweder mit den eigenen Worten oder mit einem ganz konkreten inneren Bild. Bei allgemeiner Ängstlichkeit könnte man sich zum Beispiel immer wieder sagen: »Mein Mut und mein Vertrauen wachsen mit jedem Schritt, den ich heute gehe.« Oder: »Ich bin tief in mir ganz ruhig und weiß: alles wird gut.«

Natürlich helfen die Blüten-Mittel auch Menschen, denen solch eine Art von Selbstbeeinflussung fremd ist, oder die gar nicht dazu in der Lage sind, sich durch Gedankenkraft selbst zu unterstützen, wie zum Beispiel Kleinkindern oder geistig Behinderten. Ganz im

Gegenteil wirken die Blüten-Essenzen bei ihnen besonders gut, weil sie für subtile Einflüsse sehr offen sind.

Wann sollte man die Selbstbehandlung beenden?

Wer sich auch nach einer längeren Einnahmezeit noch nicht sicher ist, ob die selbstkomponierte Mischung die richtige ist, hat mit großer Wahrscheinlichkeit noch nicht ins Schwarze getroffen. Wer viel Geduld hat und noch eine Weile mit den Beschwerden leben kann, setzt die Mischung ab und sucht eine bessere. Wer allerdings unter starken Beschwerden leidet, sollte spätestens nach dem ersten Mißerfolg dringend fachliche Hilfe suchen, um die Heilung nicht unverantwortlich hinauszuzögern.

Wann sollte man sich nicht selbst behandeln?

Bei allen schweren chronischen Erkrankungen und bei lang anhaltenden und tiefgreifenden seelischen Schwierigkeiten sollte man fachliche Hilfe in Anspruch nehmen. Wer das Gefühl hat, sich selbst im Moment nicht mehr richtig zu kennen, braucht ein neutrales Gegenüber für ein klärendes Gespräch. Wenn man sich im stillen Kämmerlein nur noch um die eigenen Gedanken dreht, bringt man meist keine gute Selbstbehandlung mehr zustande, und schon allein das Eingeständnis dieser momentanen Unfähigkeit und die Bitte um Unterstützung von außen können helfen, das Karussell der Gefühle zu stoppen. Auch wer schon lange unter tiefen Ängsten oder Panikattacken leidet, braucht fachkundige Begleitung und die Möglichkeit, über Gefühle und Gedanken zu sprechen. Je intensiver die Beschwerden sind, desto wichtiger ist es, Verbündete zu haben, denen man sich anvertrauen darf.

Kurzporträts der wichtigsten Blüten gegen Ängste

Die hier vorgestellten Blüten-Mittel helfen bei den unterschiedlichsten Ängsten. Wer darüber hinaus andere Blüten-Essenzen sucht, um eine persönliche Blüten-Mischung zu ergänzen, sollte die entsprechende Fachliteratur zu Rate ziehen. Viele Bildungseinrichtungen bieten Selbsthilfekurse an, in denen Auswahlverfahren und Anwendungsmöglichkeiten vermittelt werden. Wer sich unsicher ist, ob Selbsthilfe der richtige Weg ist, oder wer sich nach anfänglichen Versuchen nicht sicher ist, die richtige Wahl getroffen zu haben, sollte sich fachlichen Rat und Hilfestellung holen, bis mehr Vertrautheit im Umgang mit den Blüten-Essenzen gewachsen ist.

Die Blüten-Essenzen tragen englische Namen, wenn sie zu den 38 Blüten Dr. Bachs gehören. Auch wenn sie im deutschsprachigen Raum unter ihren einheimischen Namen besser bekannt sind, werden in der Literatur und bei Bestellungen in Apotheken in der Regel die englischen Namen verwendet. Kalifornische Blüten-Essenzen werden mit ihrem deutschen Namen benannt, wenn sie auch in unseren Breiten wachsen; sind sie ausschließlich in Amerika heimisch, stehen sie hier unter ihrem englischen Namen. Die Abkürzungen hinter den Namen zeigen die Herkunft der jeweiligen Blüten-Essenz an.

B = von Dr. Bach entdeckte Blüten
D = von deutschen Fachleuten entdeckte Blüten
K = kalifornische Blüten-Essenzen
P = Perelandra-Essenzen der Amerikanerin Michaelle Small-
    Wright

Ackergauchheil (Anagallis arvensis) (D)

Der Ackergauchheil, ein unscheinbares orange-rotblühendes Kraut, ist auf den Äckern der ganzen Welt verbreitet. Als Blüten-Essenz hilft er dabei, offener zu werden und Angst vor Nähe abzubauen. Wer dazu neigt, Gefühle anzustauen oder abzuwerten, bekommt Unterstützung, sich freier auszudrücken. Deshalb ist er gut für Menschen, die bei emotionaler Belastung Herzbeschwerden und Alpträume bekommen. Die Blüten-Essenz wird zur Unterstützung in der Psychotherapie bei chronischen Ängsten eingesetzt, denn sie verbessert die therapeutische Beziehung. Sie hilft, Vertrauen zu entwickeln und sich auf die eigenen Gefühle einzulassen.

Auch Menschen, die große Vorbehalte gegen eine Therapie haben, aber dringend therapeutische Hilfe benötigen, können mit dieser Blüten-Essenz leichter diese Barriere überwinden. Langfristig gibt die Essenz Hilfe, mehr nach dem Herzen zu leben und sich in der Welt sicherer zu fühlen.

Agrimony (Agrimonia eupatoria) (B)

Der gelbblühende Odermennig, wie er im deutschsprachigen Raum genannt wird, wächst häufig an Feld- und Waldrändern. Im alten Griechenland war die beliebte Heilpflanze der Göttin Athene geweiht. Bis heute wird sie in der Naturheilkunde vor allem als Wundkraut und bei Beschwerden der Leber und Galle angewendet. Auch bei nervöser Übererregbarkeit und bei Schlafstörungen kann eine Teezubereitung aus Odermennigkraut helfen.

Edward Bach entdeckte, daß die Essenz gut für jene Menschen ist, die ihre Verwundbarkeit und ihre Nervosität vor sich oder vor anderen verbergen möchten. Um Ängste oder Ärger zu überspielen, neigen sie dazu, eine nette freundliche Fassade aufzubauen und sich mit Süchten aller Art von ihrer Gefühlswelt abzulenken. Bei Angst vor Streit und Angst vor neuen Menschen hilft Agrimony die inneren Barrieren zu überwinden und sich unbefangener zu fühlen. Die Essenz hilft auch gut bei Realitätsflucht und Zerstreutheit. Wer aus Nervosität schlecht schläft, bei Streß viel essen muß oder zum Alkohol greift, kann sich mit Agrimony besser entspannen. Bei Panikattacken sollte Agrimony nicht in der Langzeitmischung fehlen, denn es hilft, Gefühle zu spüren und auszudrücken, die hinter den vordergründigen Symptomen verborgen sind. Auf diese Weise trägt es dazu bei, die Attacken auf Dauer verschwinden zu lassen.

Arnika (Arnica mollis) (K)

Als Wundmittel wird die gelbblühende Arnika schon seit Menschengedenken in der Volksheilkunde angewendet. Auch in der Homöopathie ist sie bei Verletzungen aller Art ein hervorragendes Mittel nicht nur in der Ersten Hilfe. Auch als Blüten-Essenz wirkt sie heilend bei körperlichen und seelischen Wunden. Vor allem bei schockähnlichen Zuständen hilft sie, sich schneller wieder zu regenerieren. Wenn ein emotionales Erlebnis nur schwer zu verkraften ist und die Lebensenergie lähmt, dann hilft Arnika, das Erlebte leichter zu verarbeiten, denn es fördert die seelischen Selbstheilungskräfte. Arnika gehört deshalb in Mischungen für alle seelischen Schwierigkeiten, die durch Schock und Schreck oder eine Verletzung der persönlichen Grenzen und der Würde hervorgerufen wurden. Es hilft zum Beispiel bei Ängsten durch Gewalterlebnisse oder schwere Vernachlässigung die Integrität wieder zu festigen. Bei der sogenannten posttraumatischen Belastungsstörung, die meist mit starken Ängsten einhergeht, hilft Arnika-Essenz unterstützend zu anderen Therapien.

Aspen (Populus tremulus) (B)

Diese Blüte stammt von der Zitterpappel und wurde schon von Edward Bach bei Ängsten erfolgreich eingesetzt. Vor allem bei überempfindlichen Menschen, die durch ihre eigenen Vorahnungen oder Schreckensvorstellungen »wie Espenlaub zittern«. Es hilft bei allen, die so sensibel sind, daß schon geringe Erschütterungen ihre Angst vor dem Leben unerträglich werden lassen. Aspen wird auch bei unangenehmen Vorahnungen, bei unerklärlichen, angsterfüllten Vorstellungen und Horrorvisionen eingesetzt. Die Essenz hilft auch bei Angst vor Dunkelheit und Gespenstern, vor Einbrechern oder vor Unfällen. Immer wenn sich ein unerklärliches Gefühl von Unsicherheit oder Bedrohtheit, von Panik oder Entsetzen breitmacht, ist Aspen die Blüten-Essenz der Wahl. Auch bei Panikattakken und Phobien wird sie deshalb oft eingesetzt. Menschen, die unter religiösen Ängsten leiden oder sehr abergläubisch sind, bekommen durch Aspen eine größere innere Sicherheit und größeres Zutrauen in ihre eigene innere Wahrheit.

Auf der körperlichen Ebene hilft Aspen bei nervösem Herzklopfen, Schlafstörungen und Atembeschwerden durch innere Unruhe und Überempfindlichkeit gegen Geräusche oder einer Überempfindlichkeit des vegetativen Nervensystems nach Schocks wie zum Beispiel nach Gewalterlebnissen. Neugeborene, die nach einer traumatischen Geburt unruhig und überempfindlich sind, können sehr gut mit einer Mischung aus Aspen und Star of Bethlehem behandelt werden.

Berberitze (Berberis vulgaris) (D)

Die Berberitze ist ein immergrüner Strauch, dessen rote Früchte früher zu heilkräftigem Fruchtmus verarbeitet wurden. Aus der Rinde der Wurzel wird ein homöopathisches Heilmittel mit breitem Wirkungsspektrum hergestellt, unter anderem auch gegen ängstliche Vorahnungen und Angst vor Gespenstern. Die Essenz aus den leuchtendgelben Blüten hilft vor allem bei Problemen mit dem Thema Vertrauen. Wem es schwerfällt, sich selbst und anderen zu trauen, wer leicht böse Absichten hinter den Bemühungen anderer vermutet, dem kann die Berberitze-Essenz helfen. Auch bei Angst in einer Menschenmenge oder anderen sozialen Ängsten ist Berberitze ein Mittel der Wahl. Wer aus übersteigertem Mißtrauen vor einer professionellen Behandlung zurückschreckt, kann mit der Berberitze-Essenz lernen, mehr Vertrauen in die guten Absichten der Heilkundigen zu fassen. Auf lange Sicht gibt Berberitze wieder Zutrauen in die eigenen Lebensmöglichkeiten.

Centaury (Centaurium umbellatum) (B)

Das leuchtend-rosa-rot blühende Tausendgüldenkraut war schon im Altertum ein hochgeschätztes Heilmittel vor allem bei Magen- und Darmbeschwerden. Als Kräftigungsmittel ist es seine »tausend Gulden« wert. Die Blüten-Essenz des Tausendgüldenkrauts ist nicht minder kostbar, denn sie unterstützt jene, die dazu neigen, sich selbst zu vergessen. Die Centaury-Blüten-Essenz hilft allen, die Angst haben, allein dazustehen, wenn sie sich nicht ständig um andere kümmern. Viele Menschen mit chronischen Ängsten brauchen Centaury, um zu lernen, sich besser selbst zu unterstützen. Auch wer Angst vor Liebesentzug hat und deshalb eigene Wünsche zurückstellt, bekommt mit Centaury mehr Mut, eigene Wege zu beschreiten.

Cerato (Ceratostigma willmottianum) (B)

Cerato, im Deutschen Hornkraut oder Bleiwurz genannt, ist eine hellblau blühende Gartenzierpflanze. Die Cerato-Essenz stärkt das Vertrauen in die eigene Meinung und hilft dabei, einen besseren Zugang zur inneren Stimme zu finden. Es wird einfacher zu spüren, wo man wirklich Angst haben sollte und wo sie fehl am Platz ist. Es wird einfacher, das eigene Leben selbst zu bestimmen, und es nicht von Ängsten bestimmen zu lassen. Sie stärkt das Selbstvertrauen und ist deshalb eine große Hilfe bei der Langzeitbehandlung von Ängsten. Bei großer innerer Unsicherheit, zum Beispiel nach Trennungen oder in Übergangssituationen wie dem Verlassen des Elternhauses oder der Ablösung aus einer therapeutischen Beziehung, gibt Cerato inneren Halt.

Wer vor einer wichtigen Entscheidung steht und Angst hat, einen Fehler zu machen, bekommt mit Cerato mehr Zutrauen zum eigenen Weg.

Cherry Plum (Prunus cerasifera) (B)

Die weiß blühende wildwachsende Kirschpflaume ist eine sehr wichtige Blüten-Essenz gegen Ängste aller Art. Die Essenz schenkt inneren Halt und Ruhe, deshalb ist sie eine große Hilfe bei intensiven Gefühlsausbrüchen, wenn Gefühle außer Kontrolle zu geraten drohen. Bei extremen Ängsten wie zum Beispiel bei Panikattacken oder Angstneurosen oder wenn Angst gepaart mit Verzweiflung und Ohnmacht aufkommt, kann Cherry Plum die Lage entspannen. Die Essenz wirkt auch bei traumabedingten Angststörungen unterstützend, vor allem wenn die Ursache ungeklärt ist und die Angst sich verselbständigt hat. Auch bei Angst vor gewalttätigen Impulsen wie zum Beispiel der Angst, sich selbst Gewalt anzutun, hilft Cherry Plum über die Krise hinweg, natürlich nur als Erste Hilfe, bis therapeutische Hilfe gefunden ist. Auch bei Ängsten im Bereich der Sexualität hilft Cherry-Plum-Essenz sich zu lockern und offener zu werden. Auf der körperlichen Ebene wird sie bei allen Beschwerden als Unterstützung eingesetzt, die »schier verrückt machen können« wie zum Beispiel Herzrasen ohne organische Ursache oder rasende Kopfschmerzen. Wer chronisch unter Zuständen leidet, die auf einen Cherry-Plum-Zustand hinweisen, sollte therapeutische Hilfe suchen, um die tieferen Ursachen zu klären.

Chestnut Bud (Aesculus Hippocastanum) (B)

Die Chestnut-Bud-Essenz wird aus der noch geschlossenen Knospe der Roßkastanienblüte hergestellt. Diese Essenz ist für Menschen gut, die weder Zugang zu ihren innersten Bedürfnissen noch zu ihren wirklichen Fähigkeiten haben. Wer sich innerlich orientierungslos und zerstreut fühlt, wer sich nie entschließen kann, wirklich etwas zu ändern und statt dessen immer wieder die gleichen Fehler macht, braucht Chestnut Bud. Sie hilft dabei, mehr Neugierde und Mut zu finden, Schritte in eine neue Richtung zu wagen, und dabei mehr auf die eigenen Bedürfnisse zu achten. Mit dieser Essenz können innere Knospen endlich aufspringen, und es wird leichter, dem Leben eine neue Richtung zu geben.

Clematis (Clematis vitalba) (B)

Wie kaum eine andere Pflanze zeigt die weiße Waldrebe allein durch ihre Erscheinung, in welchem Bereich ihre Heilwirkung liegt. Als Liane sucht sie Halt an einem starken Baum, sie umspinnt seine Äste zu einem diffusen, wolkig-weißen Gespinst hoch in den Lüften. Die Essenz aus Clematis-Blüten hilft daher in Situationen, in denen man den Halt verliert, sich in Gedankengespinste versteigt oder sich in eine Traumwelt zurückzieht.

Clematis hilft Menschen, die aus Ängstlichkeit nur wenig vor die Tür gehen, oder Kindern, die lieber vor dem Bildschirm oder einem Buch sitzen, als mit anderen zu spielen. Bei Examensangst oder Lampenfieber ist Clematis-Essenz ein wichtiger Bestandteil der Mischung, wenn man sich vor einem Blackout fürchtet, da sie während der Lernphase die Konzentration fördert. Clematis ist auch ein wichtiges Mittel bei Weltflucht und Todessehnsucht, es hilft dann die Angst vor der Wirklichkeit zu überwinden und weckt den Mut zur Eigenverantwortung.

Auch Menschen, die zu sehnsüchtigen Träumereien neigen, bekommen durch die Clematis-Essenz Unterstützung, ihre Träume in die Tat umzusetzen.

Crab Apple *(Malus sylvestris)* *(B)*

Aus den weißen Blüten des Holzapfelbaums wird eine Essenz zubereitet, die reinigend und klärend wirkt. Crab-Apple-Essenz hilft jenen, die Probleme haben, mit Schmutz umzugehen. Sie ekeln sich leicht vor Schmutz oder auch vor sich selber. Oft gehen diese Gefühle des Abscheus mit zwanghaften Reinigungsbedürfnissen einher oder sie äußern sich in Hautkrankheiten. Die Blüten-Essenz des Holzapfels hilft auch, wenn man sich durch den Kontakt mit anderen Menschen verunreinigt fühlt, zum Beispiel bei der Krankenpflege. Wer übertriebene Angst vor Ansteckung hat, wie zum Beispiel bei Bakterienphobie, findet mit Crab Apple das richtige Maß für den persönlichen Schutz. Immer wenn zwanghafte Ängstlichkeit eine Rolle spielt, wie zum Beispiel beim Waschzwang, hilft die Blüten-Essenz bei der Überwindung. Auch Menschen, die Sexualität als schmutzig empfinden und unter starkem moralischen Druck leiden, unterstützt diese Blüte, sich selbst anzunehmen.

Elm *(Ulmus procera)* *(B)*

Die Blüten des Ulmenbaums geben eine hervorragende Unterstützung bei allen Streß-Symptomen. Immer wenn man sich durch die tägliche Arbeit oder durch zusätzliche Belastungen überfordert fühlt, gibt sie einen Energie-Kick. Bei Ängsten wird Elm dann eingesetzt, wenn die Ursache der Ängste mit scheinbar zu großen Anforderungen zu tun hat und wenn man dazu neigt, sich vor Herausforderungen zu drücken. Vor Prüfungen hilft Elm, dem Druck besser standzuhalten. Bei der Bearbeitung chronischer Ängste gibt Elm denen Unterstützung, die sich chronisch überfordert fühlen. Die Blüte gibt allen Kraft, die Angst davor haben, eine akute Krise nicht bewältigen zu können. Allgemein wird Elm bei Versagensängsten aller Art eingesetzt.

Engelwurz (Angelica archangelica) (D)

Der Engelwurz wächst in ganz Europa an feuchten Flußläufen und Wiesen, heute ist sein Vorkommen allerdings selten geworden. Schon seit Urzeiten werden seine Blüten, Blätter, Samen und Wurzeln in der Volksheilkunde vor allem bei Magen-Darm-Erkrankungen, aber auch bei Erschöpfung und Atemwegsbeschwerden eingesetzt. Ihre Volksnamen Erzengelwurz oder Heiligengeistwurz deuten darauf hin, daß die Pflanze traditionell im Zusammenhang mit höheren Kräften gesehen wurde. Die Blüten-Essenz des Engelwurz bringt mehr Nähe zu Kräften, die jenseits der materiellen Welt wirken. Sie helfen dabei, sich in extremen Situationen geschützt zu fühlen und darauf zu vertrauen, daß die eigene Seele unzerstörbar ist.

Bei Panikattacken, die mit Todesangst einhergehen, und in allen Lebenssituationen, in denen die Angst vor dem Tod eine Rolle spielt wie zum Beispiel der Angst vor Operationen oder vor einer Geburt, gibt Engelwurz Stärkung. Die Essenz stärkt die Gewißheit, daß es Kräfte gibt, die stärker sind als wir selbst. Die Engelwurz-Essenz eignet sich besonders gut für Ängstliche, die zu Trägheit und Niedergeschlagenheit neigen.

Frauenmantel (Alchemilla vulgaris) (D)

Der Frauenmantel wird schon seit undenklichen Zeiten als stärkendes und entzündungshemmendes Frauenheilmittel angewendet. Die Blüte des Frauenmantels wirkt ebenso wie die Zubereitungen aus dem Kraut aufbauend und ermutigend in vielen schwierigen Etappen im Leben einer Frau. Die Frauenmantel-Essenz stärkt die weibliche Kraftquelle in jeder Frau, so daß sie leichter mit Veränderungen wie Geburt und Fehlgeburt, mit gynäkologischen Operationen und Wechseljahrsbeschwerden fertig werden kann. Frauenmantel lindert alle Ängste, die im Zusammenhang mit der Schwangerschaft und der Geburt entstehen. Die Essenz hilft, Altes leichter hinter sich zu lassen. Ängste, die durch Veränderungen ausgelöst wurden, können mit ihr leichter überwunden werden. Alle, die nach traumatisierenden Erlebnissen das Bedürfnis nach

mehr Schutz haben und sich leicht ängstigen, können die Frauenmantel-Essenz einnehmen, um sich wieder besser geschützt zu fühlen.

Gentian (Gentiana amarella) (B)

Der rot blühende Herbstenzian wird in der Blüten-Therapie vor allem bei Verzagtheit und Selbstzweifeln gegeben. Auch bei latenter
Willensschwäche und einem Hang zur Resignation gibt die Enzi-
an-Essenz Kraft und Durchhaltevermögen. Sie stärkt den Lebensmut und wird deshalb Mischungen bei Versagensangst vor Prüfungen oder bei Lampenfieber beigefügt. Wer schon einmal durch eine
Prüfung gefallen ist und den Glauben an sich verloren hat, dem
hilft Gentian, mit Optimismus die nächste Hürde zu nehmen. Gen-
tian-Essenz gibt Elan und Zuversicht, wenn man Zweifel am Erfolg seiner Bemühungen hat. Sie hilft deshalb auch sehr sensiblen
und schüchternen Kindern mit Schulängsten.

Gorse (Ulex europaeus) (B)

Gorse, der eher selten an Waldrändern wachsende leicht giftige
Stechginster, trägt statt Blättern Stacheln. Als Blüten-Essenz zubereitet, wirken seine leuchtend gelb blühenden Blüten, wenn sich jemand in pessimistischen Erwartungen einigelt. Immer, wenn Menschen sich an negativen Erfahrungen und Gefühlen festhalten,
wenn sie nur noch schwarzsehen und alle Hoffnung auf Besserung
ihrer Lebensumstände fallengelassen haben, hilft Gorse-Essenz.
Auch bei denen, die mit dem Gedanken an Selbstmord spielen,
kann die Essenz in einer Mischung mit anderen Blüten helfen, wieder positive Lebenserfahrungen zu machen und Hoffnung zu
schöpfen.
Im Alltag hilft Gorse jenen, die bei chronischen Schwierigkeiten
nicht mehr an Besserung glauben wollen. Bei Prüfungsängsten verhilft sie zu stärkerer Motivation beim Lernen, vor allem, wenn man
schon vorher »schwarzsieht«.

Heather (Calluna vulgaris) (B)

In Wäldern, Heiden und Mooren wächst überall in Europa die immergrüne Besenheide mit ihren winzigen blaß-violetten Blüten. Die Heather-Essenz hilft jenen, die durch mangelnde Zuwendung oder Ablehnung ein übertriebenes Geltungsbedürfnis oder Eitelkeit entwickeln. Wer sich ständig mit anderen vergleicht und Angst hat, wegen seiner Fehler nicht geliebt zu werden, braucht diese Blüten-Essenz. Auch Menschen, die lieber von sich reden, als anderen zuzuhören, bekommen durch Heather mehr echtes Selbstvertrauen und sind weniger darauf angewiesen, sich so offenkundig hervorzutun. Heather-Essenz hilft besonders gut bei Kindern, die nicht allein sein wollen und sich durch unterschiedliche Aktivitäten ständig Aufmerksamkeit verschaffen müssen. Auch wenn Erwachsene Angst vor dem Alleinsein haben und Krankheiten entwickeln, die eine Betreuung nötig machen, sollte Heather der Mischung beigefügt werden. Im Alltag hilft Heather dann, wenn man sich von der Welt vernachlässigt und liebesbedürftig fühlt, es hilft wieder zu spüren, was man hat und wer man ist. Es öffnet die Augen für die Liebe, die man bekommt, und hilft, selbst freigiebiger Liebe zu geben.

Holly (Ilex aquifolium) (B)

Schon in vorchristlicher Zeit dienten die immergrünen Zweige der Stechpalme als Symbol für den Schutz vor negativen Einflüssen, und man setzte sie in religiösen Riten gegen die Macht des Bösen ein. Schon die kraftvolle und äußerst stachelige Erscheinung des Stechpalmenbaums legt seinen Bezug zum Thema Aggression und Schutz nahe. Tatsächlich hilft die Essenz aus den weißen und süß duftenden Blüten sehr dabei, sich vor negativen Einflüssen zu schützen, wie zum Beispiel vor Neid und Mißgunst. Vor allem dient diese Blüten-Essenz jedoch dazu, mit eigenen Aggressionen zurechtzukommen. Sie hilft bei starker innerer Anspannung und Reizbarkeit, bei negativen Gedanken über andere Menschen wie Eifersucht oder Mißtrauen. Auch bei Menschen, die aus chronischen Angst- und Ohnmachtsgefühlen zu Aggressionen neigen, kann die Holly-Essenz helfen, wieder innere Ruhe und Sammlung zu finden. Bei Panikattacken, die durch unbewußte Wut ausgelöst werden, gehört Holly zu den Blüten der Wahl. Holly-Essenz verstärkt den Zugang zur inneren Stärke und Liebesfähigkeit, deshalb ist diese Blüte auch wichtig für die Heilung von seelischen Traumata.

Holunder (Sambucus nigra) (D)

Schon immer wurde der Holunder mit Schutz gebenden Kräften in Verbindung gebracht und nach Möglichkeit vor das Haus gepflanzt. Im Hollerbusch wohnte im alten Volksglauben Frau Holle oder eine andere mütterliche Gottheit, sie schenkte der Familie Medizin für viele Krankheiten und gab Schutz vor allem Übel. In der Blüten-Therapie wird die Holunder-Essenz eingenommen, um Ängste zu beruhigen. Sie verleiht Stärke und Standfestigkeit in Krisenzeiten und schenkt das Gefühl, beschützt zu sein, wenn die äußeren Sicherheiten ins Wanken geraten sind. Holunder hilft jenen, die sich nach Trennungen oder Verlust von Unterstützung ängstlich fühlen.

Hornbeam (Carpinus betulus) (B)

Die Hainbuche, ein einheimischer Baum mit unscheinbaren graugrünen Blüten, ist leicht an seiner Rinde erkennbar, sie zeigt ein fließendes Muster ähnlich den Haaren einer Frau mit aufgelösten Zöpfen. Die Essenz aus ihren Blüten hilft jenen, die sich unzulänglich fühlen und deshalb Versagensängste haben. Vor allem, wenn sich jemand mit Aufgaben quält, die nicht den eigenen Talenten entsprechen, kann eine Form von Erschöpfung entstehen, die schon das Aufstehen am Morgen erschwert.

Hornbeam-Essenz ist gut für diejenigen, die sich überfordert haben und über die eigenen Kräfte gegangen sind. Deshalb hilft Hornbeam sehr gut bei Prüfungsängsten, vor allem, wenn es um Prüfungsstoff geht, für den man sich im Innersten nicht interessiert. Die Essenz unterstützt dabei, vorübergehend besondere Belastungen auszuhalten, und stärkt die Tatkraft.

Impatiens (Impatiens glandulifera) (B)

An Flußläufen und Waldrändern bildet das im Deutschen Springkraut genannte Gewächs oft riesige, violett blühende Blumen-
bänke. So kraftvoll und schnell wie diese einjährige Pflanze
wächst und wuchert, sind auch die Menschen, die von ihr profitieren. So impulsiv, wie sie ihre Samenkörner weit von sich schleu-
dert, so dynamisch sind auch diejenigen, die Impatiens-Essenz
brauchen, um ihre Ungeduld zu zügeln. Wer schnell und spontan
denkt und arbeitet und wer nicht auf andere warten kann, dem
verhilft Springkraut zu mehr Geduld. Bei innerer Gehetztheit und
angespannter Unruhe wird die Essenz ebenfalls eingesetzt. Deshalb ist sie wichtiger Bestandteil einer Mischung bei Panik in der
Warteschlange oder bei Klaustrophobie. Auch wer durch einen
Prüfungstermin zunehmend unter Druck gerät, sich hektisch und
getrieben fühlt, und die Konzentration darunter leidet, braucht
Impatiens. Die Essenz ist auch ein wichtiges Mittel bei Schlafstörungen und Nackenverspannung durch Prüfungsstreß und Ter-
mindruck.

Johanniskraut (Hypericum perforatum) (K)

Das Johanniskraut wächst oft an Orten, die durch äußere Einflüsse
zerstört wurden, wie Schutthalden, Wegraine oder Bahndämme.
Dementsprechend zielt seine Hauptwirkung als Heilkraut und als
homöopathisches Mittel auch immer auf die Heilung von Verletzungen des Körpers und der Seele. Die Essenz aus den Blüten
kommt vor allem bei Ängsten, die im Zusammenhang mit den
dunklen Bereichen der Existenz stehen, zum Einsatz. Alpträume,
Angst vor Geistern, vor Krankheit oder anderem Unheil werden
durch die Johanniskraut-Essenz umgewandelt. Bei Überempfindlichkeit nach einer großen Verunsicherung, wie zum Beispiel nach
einem Erdbeben, gibt die Essenz wieder Stärke. Johanniskraut ist
ein hervorragendes Mittel für alle, die Angst vor der Dunkelheit
haben und schlecht ohne Licht schlafen können. Es hilft bei Schlafstörungen, nächtlichen Hitzewallungen mit Ängstlichkeit und bei
Bettnässen. Wer Johanniskraut für eine längere Zeit einnimmt,

stärkt die Kraft des inneren Lichts und muß sich nicht länger vor der Dunkelheit fürchten.

Knoblauch (Allium sativum) (D)

Der Knoblauch gehört zu den ältesten und beliebtesten Heilpflanzen der Welt. Seine Inhaltsstoffe wirken nicht nur anregend und entgiftend auf Herz und Gefäße, Lunge und Darm, sondern helfen auch gegen Reizbarkeit, Schwindel und Schlaflosigkeit. Auch die Essenz aus den weißen Knoblauchblüten wird zur Stärkung und Harmonisierung der Gefühle eingesetzt. Vor allem bei Überängstlichkeit in Verbindung mit Stottern und Angstschweiß hilft die Knoblauch-Essenz, deshalb ist sie ein wichtiger Bestandteil in jeder Mischung gegen Prüfungsängste. Auch bei Verfolgungsangst und anderen lähmenden Ängsten kann Knoblauch Unterstützung geben.

Wer nach einer schweren Zeit emotional völlig ausgelaugt und nervös ist, wer sich beruflich ausgebrannt fühlt oder sich zu sehr für andere eingesetzt hat, findet mit Hilfe der Knoblauch-Essenz schneller wieder zu seiner Kraft zurück.

Kürbis (Cucurbita Pepo) (P)

Die Frucht des Kürbis ist als Heilmittel unter anderem bei Nieren- und Magenkrankheiten sowie bei Fettleibigkeit bekannt. Aus seinen leuchtend goldgelben Blüten wird eine Essenz zubereitet, die auch bei übersteigertem Verlangen nach Nahrung eingenommen werden kann. Sie hilft allen, die aus Nervosität und Unsicherheit zuviel essen und dabei rund wie ein Kürbis werden. Die Kürbis-Essenz verhilft zu mehr innerer Ruhe und hilft Frustrationen auch ohne Essen auszuhalten.

Kürbis unterstützt diejenigen, denen es aus Schüchternheit schwerfällt, Forderungen zu stellen. Sie gibt ängstlichen Menschen mehr Mut, sich mit der Welt auseinanderzusetzen. Betont weibliche Frauen bekommen durch Kürbis mehr Selbstsicherheit.

Larch (Larix decidua) (B)

Die Essenz aus den Blüten des Lärchenbaums ist ein sehr wichtiger Bestandteil vieler Mischungen gegen Angst. Vor allem wer chronische Ängste überwinden will, kann mit Larch-Essenz sein Selbstbewußtsein stärken und lernen, besser für sich einzustehen. Larch hilft auch bei sozialen Ängsten mit Redehemmung und bei Schüchternheit oder Versagensangst. Wer sich vor Herausforderungen gern drückt und von anderen deshalb leicht unterschätzt wird, kann mit Hilfe der Larch-Essenz seine Möglichkeiten besser entfalten. Vor allem vor Prüfungen hilft Larch dabei, den Glauben an sich zu festigen und das Beste aus sich herauszuholen.

Mais (Zea maidis) (D)

Bei den Azteken hieß die Göttin des Ackerbaus Cinteutl, nach cinthi, Mais. Bei den alten Völkern Amerikas beruhte nicht nur die Ernährung des Volkes, sondern auch die Kultur und die Religion auf dem Mais. Noch heute wird der Blütenstaub des Maises für heilige Zeremonien verwendet.

Die Essenz aus den Maisblüten, die man als Maishaar oder Maisbart kennt, wirkt vor allem gegen Zivilisationsängste. Wer den Lärm und die Hektik des Großstadtlebens nur schwer ertragen kann, wer sich entwurzelt und in der Masse verloren fühlt, dem hilft die Essenz der Maisblüte, wieder mehr Boden unter den Füßen zu spüren. Vor allem bei Angst in der Menschenmenge, bei Angst in der Warteschlange und Angst im Kino ist Mais ein wichtiger Bestandteil in der Blüten-Mischung.

Mimulus (Mimulus guttatus) (B)

Für schüchterne und übernervöse Menschen, die sich immer vor irgend etwas fürchten, ist die Blüten-Essenz der gefleckten Gauklerblume ein sehr hilfreiches Mittel. Als Basisblüte fehlt sie in keiner Mischung gegen Angst vor den alltäglichen kleinen und großen Schwierigkeiten des Lebens. Bei übertriebenen und unbegründeten Ängsten, auch bei allgemeiner Scheu vor der Welt hilft Mimulus, die Sache realistischer zu betrachten und sich mit ihr zu konfrontieren, statt auszuweichen. Mimulus-Essenz fördert den Mut und das Vertrauen in die eigenen Fähigkeiten. Vor allem Kinder profitieren sehr davon, auf ihren Schritten in eine angstauslösende Welt gelegentliche Unterstützung zu bekommen.

Oak (Quercus robur) (B)

Fest und stark wie eine Eiche, aber auch unnachgiebig und starr, sind die Menschen, denen die Blüte der Eiche hilft. Sie fördert Entspannung bei allen, die sich zur Pflicht zwingen und dabei ihre eigenen Bedürfnisse ignorieren. Normalerweise spüren diejenigen, die Oak-Essenz brauchen, keine Angst, denn sie sind es gewohnt, jedes Problem mit kraftvoller Energie anzupacken. Sie können bei Streß jedoch körperliche Beschwerden entwickeln, auf die sie mit Angst reagieren. Wer unter einer Herzphobie leidet, dem hilft die Oak-Essenz, mehr auf sein Herz zu hören, als mit zusammengebissenen Zähnen immer das Äußerste zu geben.

Olive (Olea europaea) (B)

Der Olivenbaum kann mehr als zweitausend Jahre alt werden, seine Fruchtbarkeit und seine Regenerationskraft sind selbst unter extremen Bedingungen beinahe unerschöpflich. Menschen, die sich durch schwierige Lebensumstände oder lange Krankheit müde oder ausgelaugt fühlen, bekommen durch diese Blüten-Essenz wieder Zugang zu ihren inneren Kraftquellen. Vor allem jene, die ihre Energie über Gebühr für andere einsetzen, lernen wieder mehr auf sich selber zu achten. Oliven-Essenz hilft, wenn man vor Erschöpfung Angst bekommt, die Anforderungen des Alltags nicht mehr bewältigen zu können.

Pine (Pinus sylvestris) (B)

Die Essenz aus den jungen Trieben der Waldkiefer wirkt sehr positiv auf Menschen mit übertriebenen Schuldgefühlen. Wer schnell ein schlechtes Gewissen hat und versucht, es allen recht zu machen, dem hilft die Pine-Essenz. Auch bei Angst vor Strafe oder vor Autoritäten sowie bei Angst, Konventionen oder überkommene Moralvorstellungen zu übertreten, fördert Pine die Stärke, zu den eigenen Gedanken und Wünschen zu stehen. Wer ständig fürchtet, nicht gut genug zu sein und sich dann vorwirft, die zu hochgesteckten Ziele nie zu erreichen, braucht Pine-Essenz.

Die Waldkiefer ist auch eine wichtige Hilfe für Kinder, die nach Mißbrauchserfahrungen Schuldgefühle entwickeln. Oft geraten sie noch als Erwachsene immer wieder in Beziehungen, in denen sie die Schuld für alles Negative auf sich nehmen. Pine hilft dabei, solche Muster aufzulösen.

Auch bei Prüfungsangst fördert die Waldkiefer-Essenz das Selbstbewußtsein, es lindert die Angst vor dem Prüfer und die Furcht, einen Fehler zu machen.

Rock Rose (Helianthemum nummularium) (B)

Eher unscheinbar blüht das Sonnenröschen in manchen Steingärten, doch die Essenz aus den gelben Blüten ist eins der stärksten Heilmittel, die Edward Bach entdeckt hat. Bei Notfällen und in allen extremen Situationen hilft die Rock Rose-Essenz, Panikgefühle zu beruhigen. Deshalb ist das Sonnenröschen einer der wichtigsten Bestandteile in einer Mischung bei starken akuten Ängsten. Nach schockierenden Ereignissen hilft es, sich wieder zu sammeln und zu regenerieren. Deshalb wird die Essenz auch bei allen vegetativen Beschwerden verwendet, die durch psychische Schocks verursacht wurden, wie zum Beispiel Schlafstörungen oder Schilddrüsenüberfunktion. Wer nach einem Unfall oder nach einer schlechten Nachricht kopflos wird, dem hilft Rock Rose, wieder Ruhe zu finden und innere Distanz zu entwickeln. Auch für Menschen, die sich nach einem Schicksalsschlag wie gelähmt fühlen, ist das Mittel sehr hilfreich, denn es weckt die blockierte Lebenskraft.

Bei allgemeiner Lebensangst und ängstlicher Überempfindlichkeit gegen unvorhergesehene Ereignisse wird die Essenz über einen längeren Zeitraum eingenommen, sie unterstützt das innere Sicherheitsgefühl. Deshalb gehört Rock Rose auch zur Basisbehandlung bei den Spätfolgen von frühkindlichen Schockerlebnissen.

Rock Water (Felsquellwasser) (B)

Diese Essenz wird nicht aus einer Pflanze, sondern aus natürlichem Felsquellwasser zubereitet. Sie hilft jenen, die zu Starrheit und Selbstdisziplin neigen oder fixe Ideen und strenge Maßstäbe für sich und andere entwickeln. Rock Water verhilft zu mehr Sanftheit und der Einsicht, daß aktives Handeln nicht immer der richtige Weg ist, sondern daß nachgeben oder einfach etwas hinnehmen auch angemessen sein kann. Wer zu körperlicher und geistiger Verspannung neigt, lernt wieder mehr wie das Wasser zu werden: den Weg des geringsten Widerstandes zu gehen und sich an das Unvermeidliche anzupassen, ohne dabei seine Identität oder seine Kraft zu verlieren. Menschen, die aus übersteigertem Leistungsanspruch Angst haben, zu versagen, können sehr von der Rock Water-Essenz profitieren.

Star of Bethlehem (Ornithogalum umbellatum) (B)

Star of Bethlehem, im deutschsprachigen Raum Doldiger Milchstern genannt, wächst in ganz Europa auf geschützten Wiesen. Er ist nur wenig größer als ein Schneeglöckchen und blüht im Sommer mit einer weißen, sternförmigen Blüte. Bach bezeichnete die Milchstern-Essenz als »Seelentröster«, denn sie kann nicht nur seelische Schmerzen lindern, sondern gibt auch neuen Lebensmut. Die sogenannte geistige Essenz, die diese Blüte für ihn repräsentierte, nannte er »Neuorientierung und Erweckung«, denn sie hilft, lähmende, unbewältigte Trauer aufzulösen und nach traumatischen Erfahrungen wieder in die Zukunft zu schauen.

Star of Bethlehem wirkt einerseits heilend auf akute seelische Verletzungen, zum Beispiel bei Liebeskummer oder anderen schockierenden Ereignissen, andererseits heilt es auch lange zurückliegende psychische Schocks. Wenn zum Beispiel alte Trauer zu einem Zustand innerer Betäubung geführt hat, bewirkt die Blüte die Loslösung von dieser alten Erfahrung und hilft dabei, wieder unbefangener mit dem Leben und seinen Risiken umzugehen. Das Besondere an Star of Bethlehem ist seine Wirkung auf seelische Traumata, die dem Bewußtsein nicht mehr zugänglich sind, wie zum Beispiel Geburtstraumata oder schwere Erschütterungen aus der Kleinkinderzeit. Für Menschen, die nach solchen Erlebnissen bleibende seelische Schäden zurückbehalten haben, ist Star of Bethlehem die richtige Blüten-Essenz. Sie kann die Lebensgeister wieder wecken und hilft dabei, sich weniger empfindlich gegen Angriffe von außen zu fühlen.

Alte, längst vergessene seelische Verletzungen spielen auch bei Ängsten eine große Rolle, deshalb gehört Star of Bethlehem zu den wichtigen Blüten bei der Behandlung chronischer Angstgefühle.

Stechapfel (Datura Stramonium) (D)

Der Stechapfel wächst wild an Stadträndern und Flußufern, seine Zuchtform findet man unter dem Namen Engelstrompete in manchen Gärten. In der Homöopathie und der Blüten-Therapie ist der Stechapfel ein wichtiges Heilmittel bei starken Ängsten. Wenn durch große Lebensveränderungen die gewohnte Realität zusammengebrochen ist, wenn man sich entwurzelt oder verlassen fühlt, reagiert jeder zunächst mit Verunsicherung und Verwirrung. Bei stabilen Menschen geht das von alleine vorbei, wer jedoch von Natur aus wenig Bodenhaftung und Stabilität hat, kann übermäßige Ängste entwickeln und sich völlig desorientiert fühlen. Stechapfel-Essenz hilft dann, die Kontrolle über die Ängste wiederzufinden und den tragenden Boden besser zu spüren. Die Blüte ist deshalb eine große Hilfe, wenn in einer Krise Panik ausbricht, sie hilft in Umbruchsituationen bei der Neuorientierung.

Sweet Chestnut (Castanea sativa) (B)

Eßkastanienbäume können über 1000 Jahre alt werden, mit ihren mächtigen Blätterkronen, den üppigen, cremeweißen Blütenrispen im Sommer und dem Überfluß der reifen Kastanien im Herbst, strahlen sie Fülle und außergewöhnliche Kraft aus. Die Blüten-Essenz der Edelkastanie wirkt vor allem in Situationen, die äußerste seelische Kraftanstrengungen fordern, wie zum Beispiel bei äußerster Verzweiflung und tiefster Erschöpfung. Wer das Gefühl hat, eine seelische Talsohle nicht mehr aus eigener Kraft durchschreiten zu können, dem verhilft die Sweet Chestnut-Blüte zu neuer Vitalität. Sie gibt den Impuls, mutig durch Phasen innerer Dunkelheit hindurchzugehen, in der inneren Gewißheit, daß das Licht nicht weit sein kann. Auf diese Weise dient die Sweet Chestnut-Essenz als guter Wegbegleiter in inneren Wandlungsprozessen, denn sie unterstützt das Vertrauen in die Unzerstörbarkeit der Seele. Immer wenn Ängste mit Verzweiflung und überwältigendem inneren Schmerz verbunden sind, gehört diese Blüte so lange in die Akutmischung, bis Zuversicht und innere Stärke wieder spürbar sind.

Veilchen

Wer im Frühling ein Veilchen sehen möchte, muß sehr aufmerksam danach suchen, denn die so bezaubernd duftenden Blüten verstekken sich schüchtern und werden leicht übersehen. Genauso ergeht es manchen sehr sensiblen Menschen, sie machen sich ganz unauffällig und leben zurückgezogen. Menschen, die gern eine Gruppe hätten, in der sie sich gut aufgehoben fühlen, sich jedoch nicht trauen, ihre Schutzhaltung aus kühler Distanziertheit aufzugeben, brauchen Veilchen-Essenz. Diese Blüte hilft jenen, die Angst haben, in einer Gruppe unterzugehen und nicht ernstgenommen zu werden. Die Blüten-Essenz vom Veilchen ist gut für alle, die aus Schüchternheit zu sozialen Ängsten neigen und in Gruppen leicht panisch werden. Auch bei Angst in der Menschenmenge und Platzangst ist Veilchen-Essenz ein wichtiger Bestandteil der Blüten-Mischung. Sie stärkt das Vertrauen in andere und das Selbstvertrauen, sie hilft, die eigenen Qualitäten besser ins Licht zu rücken.

White Chestnut (Aesculus hippocastanum) (B)

Die weiß blühende Roßkastanie wächst vor allem in Parkanlagen und weiträumigen Höfen, wo sie als schnellwachsender Zierbaum angepflanzt wird. Sie trägt im Mai aufrecht stehende Blütenkerzen mit fransigen, asymmetrischen gelb- und rosagetupften Blütenkelchen. Die unruhige und unstrukturierte Form der Blüten spiegelt den Bezug der Blüten-Essenz zu geistigen Unruhezuständen wider.

Immer, wenn sich unerwünschte Gedanken festsetzen und ängstliche Phantasien den Geist quälen, verhilft diese Essenz wieder zu geistiger Ruhe. Auch bei Schlafstörungen durch zu viele auf einen einstürmenden Gedanken oder Konzentrationsstörungen bei einer Prüfungsvorbereitung unterstützt White Chestnut die innere Sammlung.

Yerba Santa (Eriodictyon california) (K)

Schon der Name »Yerba Santa«, zu deutsch: Heiliges Kraut, weist auf die besondere Rolle dieser Blüten-Essenz hin. Sie hilft dabei, unverarbeitete schlechte Erfahrungen zu transformieren und somit aufzulösen, so daß man sich innerlich wieder für neue Erfahrungen offen fühlt. Deshalb kann man diese Blüte auch bei Angst vor emotionalen Verletzungen einsetzen. Bei alter Trauer, bei Verbitterung und leichter Verletzbarkeit ist Yerba Santa die passende Blüte, vor allem, wenn sich solche Gefühle als Anspannung oder Engegefühl am Herzen bemerkbar machen. Yerba Santa befreit die Herzregion von emotional bedingten Spannungen und wird deshalb immer dann eingesetzt, wenn etwas »zu Herzen gegangen« ist und sich nicht von allein wieder auflösen kann.

Welche Qualitätsmerkmale sind bei der Auswahl der Blüten-Mittel wichtig?

Bachs Herstellungsmethode wird auch heute von den meisten Herstellern genau befolgt, und die gute Wirkung der Blüten-Mittel gibt dieser traditionsbewußten Herangehensweise recht. Aber warum sollte eine gute Sache nicht noch verbessert werden? Etliche neue Herstellungsmethoden sind in den letzten Jahrzehnten sowohl von einigen aufrichtigen Heilmittelforschern als auch von trendbewußten Geschäftemachern entwickelt worden. Da es keine Deklarierungspflicht für die genaue Art der Herstellung gibt, kann deshalb theoretisch jedes beliebige Produkt aus Wasser und Blumen als »Blüten-Essenz« angeboten werden. Um den Verbrauchern eine hohe Qualität bei den Blüten-Mitteln zu gewährleisten, haben sich deshalb viele Hersteller in der sogenannten Maueler-Konvention auf bestimmte, schon von Dr. Bach eingeführte Kriterien für die Herstellung der Essenzen geeinigt. Das heißt nicht, daß Mittel, die nach anderen Methoden hergestellt werden, von schlechter Qualität sind, sie befinden sich eher noch im Erprobungsstadium, und wer sie kauft, sollte dies auch wissen.

Auch die Anzahl der Blüten-Mittel hat sich seit Bachs Zeiten ständig vergrößert, selbst Spezialistinnen und Spezialisten ist es nicht möglich, alle neu entdeckten Blüten-Essenzen kennenzulernen, geschweige denn ihre Brauchbarkeit überprüfen zu können. Noch fehlen allgemeingültige Meßverfahren, so daß nach wie vor Erfahrung das wichtigste Kriterium für die Auswahl der Herstellungsmethoden und Vertrauen das wichtigste Kriterium bei der Wahl der Hersteller ist. In dieser Hinsicht unterscheiden sich die Blüten-Essenzen nur wenig von anderen Arzneimitteln.

Die im Anhang genannten Hersteller garantieren für die traditionelle Herstellung ihrer Blüten-Essenzen und geben auf Anfrage auch Informationen über die von ihnen neu erforschten Mittel.

Auswahlverfahren

Schon bei den 38 Mitteln Edward Bachs ist es für Anfänger nicht leicht, auf Anhieb die richtige Wahl zu treffen, und die Vielzahl neu entdeckter Blüten macht die Auswahl nicht einfacher. Dennoch ist die Mittelwahl nicht ganz so schwierig wie vergleichsweise in der Homöopathie. Alle Therapeutinnen und Therapeuten, die mit Blüten-Essenzen behandeln, arbeiten mit der Auswahlmethode, die sie am besten beherrschen. Manche verlassen sich auf das Ergebnis eines ausführlichen Gesprächs, auf einen kineosologischen Muskeltest oder ein Pendel, andere lassen einfach ein Bioresonanzgerät die Blüten auswählen.

Bei der Selbstbehandlung ist es nicht viel anders. Die einen finden die richtigen Blüten lieber durch genaue Selbstbefragung, andere mit Meditation oder mit Hilfe von Blüten-Karten, je nachdem, womit man sich am meisten vertraut fühlt. Hier werden nun einige

Auswahlmöglichkeiten vorgestellt, die sich auch ohne Vorkenntnisse gut zur Selbsthilfe eignen.

Eine Meditation zur Einstimmung auf die Auswahl von Blüten-Karten

Blüten-Karten sind künstlerisch gestaltete Bilder oder Fotos von Bach-Blüten, es gibt sie in vielen Variationen im Buchhandel. Die folgende Meditation an einem ruhigen Ort macht es leichter, mit Hilfe der Karten einige passende Blüten für die momentane Situation auszusuchen.

- Setzen Sie sich bequem hin und schenken Sie einen Moment lang Ihren Füßen etwas Aufmerksamkeit. Sorgen Sie mit etwas Bewegung und Druck auf den Boden dafür, daß Sie einen spürbar guten Bodenkontakt haben.
- Lenken Sie Ihre Aufmerksamkeit nun auf den Atem. Versuchen Sie nicht, Ihren Atem zu steuern, sondern beobachten Sie einfach, wie alles ganz von allein geschieht: wie die Luft durch die Nase einströmt und wie sich die Atembewegung durch den Körper hindurch fortsetzt. Allein die Art und Weise, wie der Atemstrom von allein fließt, flach, tief oder unruhig, sagt etwas über Ihre innere Verfassung aus.
- Auch die anderen Signale des Körpers werden nun erforscht: Spüren Sie irgendwo Schmerzen oder Spannungen? Welche Bedürfnisse signalisiert Ihr Körper? Wo spüren Sie Ihre Schwächen? Wo fühlen Sie sich wohl?
- Wahrscheinlich stellen sich während dieser inneren Bestandsaufnahme viele störende Gedanken ein. Stellen Sie sich dann vor, daß sie wie Wolken am Himmel vorüberziehen.
- Sie können sich auch Fragen stellen: Wie geht es mir jetzt? Was fehlt mir? Was kann mir helfen? Achten Sie auf alles, was geschieht: Welche Gefühle, Erinnerungen oder Wünsche steigen in Ihnen auf oder welche Farben oder Bilder entstehen vor Ihrem geistigen Auge? Nehmen Sie alle auch noch so kleinen Botschaften aus Ihrem Inneren wichtig, und bleiben Sie so lange in der konzentrierten Selbstbefragung, wie es Ihnen angenehm ist.

- Konzentrieren Sie sich nun auf die Frage: »Was tut mir heute gut?«
- Breiten Sie nun die Blüten-Bilder-Karten vor sich aus und wählen Sie spontan und zügig ein bis drei Karten aus. Vergleichen Sie die Ergebnisse ihrer Meditation und die in der Literatur beschriebene Zielrichtung der gefundenen Blüten-Mittel. Wenn Sie zufrieden sind, können Sie Ihre Mischung nun zusammenstellen.

Der Pulstest

Vielen Menschen fällt es auf Anhieb nicht leicht, die richtigen Blüten-Mittel allein nach der Beschreibung in einem Buch auszuwählen. Für alle, die ein zusätzliches Auswahlkriterium suchen, ist es ratsam, den Pulstest auszuprobieren. Der Pulstest ist leicht anwendbar und hat den Vorteil, daß er nicht durch den Willen beeinflußbar ist. Wie jedes Testverfahren kann jedoch ein Pulstest kein gut durchdachtes Behandlungskonzept ersetzen. Er dient jedoch als Hilfe bei der Entscheidung zwischen ähnlichen Blüten-Essenzen oder als Richtlinie für die Priorität, wenn man sich zwischen vielen Mitteln nicht entscheiden kann. Ein positives Testergebnis entbindet jedoch nicht von der Verantwortung, die Blüten mit größtmöglichem Sachverstand auszuwählen.

Was geschieht beim Pulstest?

Wer bei sich selber den Pulsschlag fühlt, wird feststellen, daß er sich für einen Moment verändert, wenn man bestimmte Dinge berührt und dann wieder losläßt. Wie ist es möglich, daß eine Arznei den Organismus beeinflußt, wenn man sie nur berührt? Wie ist das durch die Glasflasche hindurch möglich? Auf diese Fragen gibt es keine Antwort, solange wir die Arznei und uns selbst als etwas rein Materielles begreifen. Die kurzzeitige Veränderung des Pulses zeigt, daß eine nichtmaterielle Schwingung des Heilmittels direkt auf uns wirken kann. Obwohl der Puls durch eine gut gewählte Blüten-Essenz spürbar positiv beeinflußt wird, hört die Wirkung schon nach wenigen Sekunden auf. Das Energiefeld des Körpers reagiert für einen Augenblick auf das Energiefeld der Pflanze, und wenn beide miteinander harmonieren, wird diese positive Reaktion kurzfristig auch körperlich spürbar.

So wird der Pulstest gemacht

- Setzen Sie sich entspannt an einen ruhigen Ort und stellen Sie die Fläschchen, die in die engere Wahl kommen (bis maximal 7) mindestens einen Meter entfernt auf einen Tisch.
- Legen Sie einen Finger der linken Hand auf den Puls an der Schläfe und tun Sie einen Moment lang nichts weiter, als den Puls in Ruhe zu spüren. Achten Sie nicht nur auf das Tempo, sondern auch auf die Art der Spannung und die Kraft des Blutstroms. Ist der Puls weich wie Watte oder gespannt wie ein dünner Faden? Merken Sie sich genau, was Sie fühlen.
- Wenn Sie mit der Art Ihres Pulsschlages vertraut sind, nehmen Sie eins der Fläschchen in die rechte Hand und beobachten Sie, wie der Puls sich für einen kurzen Moment verändert. Dann stellen Sie das Fläschchen wieder weit weg und beobachten Sie, wie Ihr Puls darauf reagiert.
- Jedes Fläschchen, bei dem der Puls mit einem deutlichen Klopfen reagiert, kommt in die engere Wahl. Ein Mittel ist auch dann als positiv anzusehen, wenn sich ein sehr angespannter Puls durch die Berührung mit dem Fläschchen für eine Weile entspannt. Wird der Puls besonders heftig, wenn man die Flasche wegstellt, ist dies auch ein positives Zeichen. Diese Reaktion fühlt sich wie ein Protest gegen den Verlust der angenehmen Wirkung an.
- Wenn der Puls durch das Berühren der Flasche mit Schwäche oder unangenehmer Anspannung reagiert, ist das Blüten-Mittel im Moment nicht passend.
- Wer sich nach einer Testreihe noch unsicher ist, kann nach einem Moment der Entspannung und Konzentration alle Fläschchen noch einmal testen, meist wird dann sehr deutlich, welche Mittel am besten wirken.

Der Pulstest zu zweit

Wer sich nicht gern selbst testen möchte, kann sich auch leicht von anderen helfen lassen. Man braucht nun den Puls nicht bei sich selbst zu fühlen, sondern bittet jemand anderen, diese Aufgabe zu übernehmen.

Die Methode eignet sich natürlich auch sehr gut, um für Kinder eine gut gewählte Mischung zu komponieren.

- Die Testperson sitzt oder liegt entspannt am besten mit geschlossenen Augen. Die Person, die den Test durchführt, sitzt daneben und wählt für sich eine gut zu tastende Pulsstelle aus. Sie fühlt den Puls so lange, bis sie sich mit seiner Qualität vertraut fühlt.
- Die Blüten, die zur Auswahl stehen, sind mindestens einen Meter weit entfernt. Langsam und mit Konzentration auf den Puls wird die Flasche auf den Bauch der Testperson gelegt. Manche bevorzugen es auch, die Flasche mit der Hand vor die Brust zu halten.
- Wie oben beschrieben, werden nach und nach die einzelnen Fläschchen auf ihre Wirkung getestet.

Mischungen

Nur selten läßt sich ein seelisches Ungleichgewicht auf ein einziges Thema reduzieren, oft ist es eine Mischung aus unterschiedlichen Schwierigkeiten und Gefühlen, die man auch am besten mit einer entsprechenden Mischung aus verschiedenen Blüten-Essenzen behandelt. Es ist nicht nur wichtig, die passenden Blüten auszuwählen, sondern sie auch zu einem ausgewogenen Rezept zusammenzustellen.

Eine gute Mischung ist mehr als die Summe ihrer Teile, dies gilt auch für die Blüten-Mischungen, die hier für bestimmte Ängste angeführt werden. Am besten wirken Mischungen, die präzise ausgewählt und ausgewogen kombiniert sind und nicht mehr als fünf verschiedene Mittel enthalten. Wer solch eine Mischung für sich selber findet, kann sie sowohl bei körperlichen als auch bei emotionalen Schwierigkeiten anwenden.

Eine unausgewogene oder überladene Mischung kann diffuse Gefühlszustände oder Unruhe auslösen, die sofort nach dem Absetzen verschwinden. Wer sich nicht sicher ist, sucht fachliche Hilfe. Mit kompetenter Unterstützung ist es oft leichter, einen Einstieg zu finden und sich mit den am besten passenden Blüten-Mischungen allmählich vertraut zu machen.

Wie viele Blüten sind empfehlenswert?

Bei Unsicherheit sollte man am besten nur eine einzige Blüten-Essenz nehmen und die Wirkung beobachten. Eine gut gewählte Blüten-Essenz wirkt in der Regel sehr schnell; stellt sich keine Veränderung ein, macht es keinen Sinn, geduldig zu warten. Daß Naturheilmittel immer langsam wirken, ist nur ein Gerücht, ganz im Gegenteil kann ein wirklich gut passendes Mittel gerade in den ersten Tagen der Einnahme seine beste Wirkung entfalten, die danach langsam wieder abflaut. Wer sich nicht ganz sicher ist, sollte nicht mehr als fünf Blüten-Essenzen mischen. Gerade Kinder können empfindlich auf Mischungen reagieren, in denen zu viele nicht richtig zusammenpassende Bestandteile enthalten sind.

Zubereitung und Dosierung

Die von Edward Bach entwickelte Methode bei der Zubereitung und Dosierung der Mittel hat sich bis heute bewährt. Über die traditionell überlieferte Zubereitung und Einnahme der Blüten-Mischungen hinaus gibt es auch weitergehende Möglichkeiten, die Essenzen einzusetzen. Hier folgt nun eine Auswahl von Anwendungsweisen, die sich für den Einsatz bei Ängsten bewährt haben.

Die Tropfen-Methode nach Dr. Bach

Zur längerfristigen Einnahme werden die Blüten-Mittel meist als Tropfen zubereitet. Die Essenzen werden in Vorratsflaschen oder »stock-bottles« gekauft, zur Einnahme müssen sie erst verdünnt werden. Es ist nicht üblich, sie unverdünnt anzuwenden, sondern sie zunächst in Wasser aufzulösen. Ein Tropffläschchen à 30 ml dient als Einnahmeflasche, es wird mit möglichst reinem Wasser, wie Quellwasser ohne Kohlensäure oder gutem Leitungswasser, gefüllt. Aus der Vorratsflasche kommen 3 Tropfen der Essenz in die mit Wasser gefüllte Einnahmeflasche. Wer eine Mischung macht, fügt von jeder einzelnen Essenz drei Tropfen in dieselbe Einnahmeflasche. Diese Zubereitung kann so lange benutzt werden, wie sie angenehm schmeckt und klar aussieht. Je nach Lagerungstemperatur wird sie nach 1–2 Wochen wieder frisch zubereitet. Wer möchte, kann die Einnahmemischung haltbar machen, dazu wird dem Wasser ein kleiner Teil Alkohol (z. B. 1 Teelöffel Cognac) oder ein wenig Obstessig zugefügt. Wer eine Mischung braucht, die sehr lange halten muß, wie zum Beispiel eine persönliche Erste-Hilfe-Mischung für unterwegs, kann 3 Tropfen aus der Vorratsflasche auch in eine Tropfflasche mit 30 ml Cognac füllen, diese Zubereitung ist dann unbegrenzt haltbar.

Die Einglas-Methode

Wer eine schnelle Wirkung braucht, kann die Blüten-Essenzen auch im Wasserglas einnehmen. In ein großes Glas mit Mineralwasser ohne Kohlensäure werden 3 Tropfen aus der Vorratsflasche gegeben und nach Bedarf alle 5 bis 15 Minuten schluckweise getrunken. Diese Methode eignet sich sehr gut für kritische Situationen, wie zum Beispiel im Beruf. Auch wenn man es gern für sich behalten möchte, daß man Medizin einnimmt, erlaubt es die Einglas-Methode, Medizin zu nehmen, ohne dabei Aufsehen zu erregen. Die Methode eignet sich auch für Bettlägerige, die Blüten-Essenzen werden dann direkt in eine Mineralwasserflasche oder die Teekanne am Krankenbett gegeben und über den Tag verteilt getrunken.

Salbe und Lotion

Vor allem bei eher körperlichen Beschwerden wirken die Blüten-Mittel als direkte Anwendung oft besser als in Tropfenform. Die Notfallmischung wird von manchen Herstellern schon als fertige

Salbe angeboten. Alle anderen Essenzen können jedoch auch leicht selbst zur äußerlichen Anwendung zubereitet werden. Für eine Ganzkörperbehandlung, zum Beispiel bei nervöser Erschöpfung, werden 3 Tropfen aus der Vorratsflasche der gewünschten Essenz in einem Eierbecher mit einer Körperlotion vermischt und nach dem Duschen oder Baden leicht einmassiert. Diese Methode eignet sich auch gut für die Behandlung von Kindern oder in der Altenpflege.

Bäder und Umschläge

Auch Bäder und Umschläge wirken oft intensiver als eine Einnahme. Sie eignen sich sehr gut zum Entspannen oder Regenerieren, auch bei akuten Schlafstörungen, wie zum Beispiel nach einem Schock, vor einer Prüfung oder einer aufregenden Reise wirkt ein abendliches Vollbad mit Blüten-Essenzen oft Wunder. Für ein Vollbad genügen drei Tropfen aus der Vorratsflasche. Kinder reagieren sehr gut auf Bäder mit Blüten-Essenzen, sie brauchen nur einen Tropfen aus der Vorratsflasche auf ein Vollbad. Auch Dr. Bach selbst hat seine Patientinnen und Patienten schon erfolgreich mit Umschlägen behandelt. Er gab wenige Tropfen aus der Vorratsflasche in eine kleine Schüssel mit Wasser und behandelte damit lokale Beschwerden wie Verstauchungen.
Auch bei seelischen Beschwerden kann man diese Methode anwenden, denn man weiß heute, daß bestimmte Hautareale mit der emotionalen Verfassung korrespondieren. Die Methode eignet sich jedoch nicht zur Selbstbehandlung, denn sie erfordert ein tieferes Verständnis dieser Zusammenhänge.

Ängste heilen mit Homöopathie

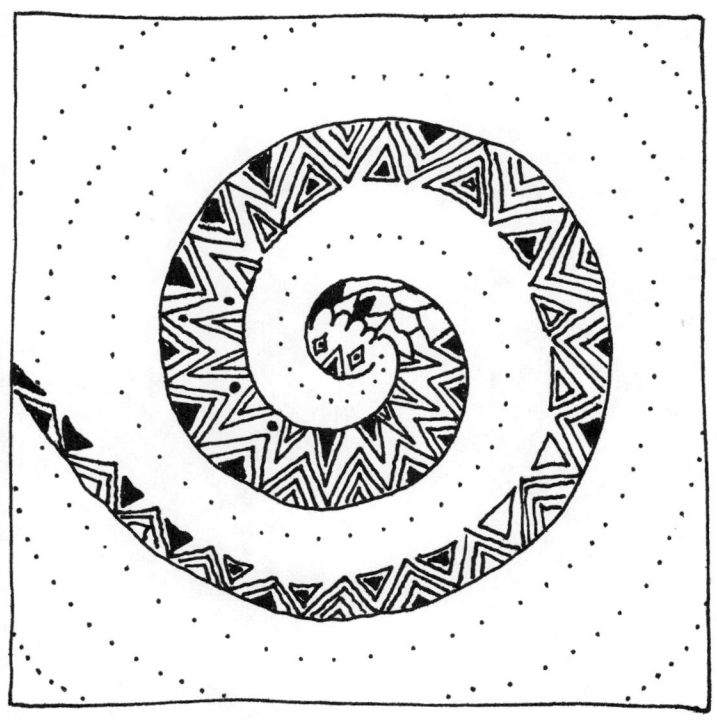

Was ist Homöopathie?

»Die Homöopathie ist ein vorzeitiges Kind einer künftigen Medizin.«

Edward Whitmond

Die Heilung psychischer Beschwerden mit Heilmitteln aus der Natur hat eine lange Tradition. Alle alten Therapiemethoden wie die Pflanzenheilkunde und die Akupunktur sind seit vielen tausend Jahren bewährt bei der Linderung von seelischem Leid.

Die Heilkunst der alten Kulturen kannte keine Trennung von körperlichen und psychischen Krankheiten, und die Medizin war meist in die religiösen Vorstellungen integriert. Für die Gesundheit der Seele und des Körpers waren früher bei allen Völkern Schamaninnen oder Schamanen, Heilerinnen oder Heiler zuständig, die sowohl in die Heilkunst als auch in die spirituelle Welt eingeweiht waren. In vielen Ländern, in denen der Einfluß der alten Heilkunst noch wach ist, wie in Afrika, Lateinamerika oder Asien, existieren die alten Heilweisen auch heute noch parallel neben der sogenannten westlichen, rein materialistischen Medizin.

In unserem Kulturkreis sind diese alten Traditionen mit der Vernichtung der weisen und heilkundigen Frauen beinahe untergegangen. Das Christentum vereinnahmte alle spirituellen Vorstellungen und beeinflußte auch die Heilkunde durch seine Dogmen, für die Heilung der Seele waren nur noch die Priester zuständig, die Ärzte nur noch für den Körper. Mit der Entdeckung der Homöopathie begann in der Medizin des 19. Jahrhunderts wieder die Hinwendung zur Seele des Menschen, denn homöopathische Mittel heilen nicht allein körperliche Beschwerden, sondern wirken auch im geistigen und emotionalen Bereich.

Wann wurde die Homöopathie entdeckt?

Vor mehr als zweihundert Jahren wurde die Homöopathie durch den deutschen Arzt Samuel Hahnemann entdeckt. Desillusioniert durch die schlechten Heilerfolge der an den Hochschulen gelehrten Medizin, warf er seinen Beruf hin, als er bei seiner schwerkranken Tochter erleben mußte, wie wenig die ärztliche Kunst ausrichten konnte.

Die homöopathische Heilweise wurde von ihm ein Leben lang erforscht, von seinen Schülerinnen und Schülern weiterentwickelt und verbreitete sich in der ganzen Welt. In den letzten hundert Jahren wurde sie durch den Siegeszug der Schulmedizin in den meisten Ländern an den Rand gedrängt, in vielen Ländern jedoch, vor allem in Indien, gehört sie heute zum festen Bestandteil der medizinischen Versorgung. Dies hängt unter anderem damit zusammen, daß die Homöopathie auch unter Kostengesichtspunkten eine echte Alternative zur sehr teuren sogenannten westlichen Medizin darstellt. Seit einigen Jahrzehnten ist die Homöopathie auch in Europa wiederaufgelebt und erobert als sanfte und menschenfreundliche, als bezahlbare und ökologische Medizin den ihr gebührenden Platz zurück.

Was steckt hinter dem Begriff Homöopathie?

Homöopathie heißt wörtlich: »Ähnliches Leiden«, denn eine Grundregel der Homöopathie besagt, daß ein Stoff, der eine Krankheit auslösen kann, eine ähnliche Krankheit heilen kann. Hahnemann entdeckte bei seiner Forschungsarbeit, daß ein Stoff, der von einem Gesunden über längere Zeit eingenommen wird, einen bestimmten Zustand hervorruft, den er künstliche Krankheit nannte. Wenn nun bei einem Kranken ähnliche Symptome auftraten, konnte er sie mit genau diesem Mittel heilen. Er nannte dieses Phänomen die »Ähnlichkeitsregel«. Ein Beispiel aus dem Alltag macht dieses Heilungsprinzip deutlich: Der Geruch einer frisch geschnittenen Zwiebel läßt die Augen brennen und Tränen laufen. Der Saft einer Küchenzwiebel kann jedoch genau diese Symptome heilen, wenn er zuvor als homöopathisches Heilmittel zubereitet wurde. Deshalb wird bei Heuschnupfen mit Brennen und Augentränen ein Präparat aus der Küchenzwiebel mit Erfolg eingesetzt.

Die Entdeckung der Ähnlichkeitsregel war für die damalige Zeit revolutionär, denn sie ermöglichte eine systematische Arzneimittelforschung und Behandlungsweise. An die Stelle von Spekulation, Tradition und Glaubenssätzen der damaligen Medizin traten die genaue Beobachtung und die wissenschaftliche Dokumentation.

Was ist eine homöopathische Arzneimittelprüfung?

Wenn ein Mensch zu Forschungszwecken ein homöopathisches Mittel nimmt, verändert er sich auf spezifische Art und Weise. Wenn viele Menschen das gleiche Mittel nehmen, werden die Übereinstimmungen festgehalten und systematisiert, bestimmte Gefühle, Lebensthemen oder Krankheitssymptome werden herausgearbeitet. Die Arzneimittelprüfungen zeigen, daß jede einzelne Substanz ganz spezifische körperliche, geistige und emotionale Reaktionen auslösen kann. Durch die Reaktionen der Testpersonen wird eine Kraft sichtbar, die jeder Substanz innewohnt, eine formgebende Kraft, die bestimmte Muster herauskristallisiert. In 200 Jahren hat die Homöopathie viele hunderte solcher Krankheitsmuster erarbeitet, sie werden Arzneimittelbilder genannt. Klagt zum Beispiel eine Frau über eine besondere Art von pulsierendem Kopfschmerz in Verbindung mit dem starken Wunsch nach Trost, und genau diese Kombination ist aus der Prüfung eines bestimmten Arzneimittels bekannt, kann sie mit diesem Mittel geheilt werden.

Was bedeutet das Ähnlichkeitsgesetz in der Homöopathie?

Verliebte turteln wie die Tauben, eine Mutter verteidigt ihr Kind wie eine Löwin, jemand ist so empfindlich wie eine Mimose oder so stachlig wie ein Kaktus, sie ist treu wie Gold oder er ist ein Fels in der Brandung. Wenn wir unser Verhalten oder Charaktereigenschaften unserer Mitmenschen beschreiben, greifen wir gern auf Vergleiche mit der Natur zurück. Nach den Erfahrungen der Homöopathie gibt es tatsächlich Ähnlichkeiten zwischen den körperlichen und geistigen Grundmustern der Menschen und denen der Natur. Jede Substanz, ob aus der Welt der Mineralien, der Pflanzen oder der Tiere, kann durch homöopathische Aufbereitung einen Bezug zu bestimmten Lebensthemen und den daraus resultierenden Verhaltensmustern und Körperreaktionen offenbaren. Hier wird deutlich, wie eng unsere Existenz sogar auf der Ebene der Emotionen und der Verhaltensweisen mit der Erde, auf der wir leben, verknüpft ist.

Natürlich ist diese Erkenntnis nicht wirklich neu, für die Heilkundigen vieler Naturvölker war die Einheit zwischen den Phänomenen der inneren und der äußeren Natur selbstverständlich.

Was ist ein potenziertes Heilmittel?

Die Heilmittel der Homöopathie kommen aus allen Bereichen der Natur, teils sind es alte bekannte Heilmittel wie Arnika und Kamille, teils giftige Chemikalien wie Quecksilber und Arsen, teils tierische Substanzen wie die Farbe des Tintenfischs oder die Schale der Auster. Es liegt auf der Hand, daß ein Stoff wie Arsen nicht als Heilmittel verarbeitet werden kann, ohne ihn durch Verdünnen unschädlich zu machen, denn Hahnemanns größtes Ziel war es, Arzneien ohne Nebenwirkungen zu entwickeln. Im Gegensatz zu den heroischen Eingriffen seiner Kollegen wollte er sanft und dauerhaft heilen.

Jede Substanz verliert jedoch durch Verdünnung an Wirkung, angesichts dieses Dilemmas machte er eine zweite bahnbrechende Entdeckung: Er entdeckte, daß alle gelösten Stoffe durch rhythmisches Schütteln in ihrer Heilkraft aktiviert werden können, diesen Vorgang nannte er Verschüttelung. Die homöopathischen Mittel werden um so heilkräftiger, je häufiger sie verdünnt und dabei geschüttelt werden, diese Verstärkung der Wirkung nannte er Potenzierung. Bis heute gilt: Je öfter potenziert wird, je höher also die sogenannte »Potenz« eines homöopathischen Mittels ist, desto intensiver ist nicht nur seine Wirkung auf den Organismus, sondern desto länger hält auch seine Wirkung an. Ein Ausgangsstoff, wie zum Beispiel ein Extrakt aus dem Rittersporn, wird im Verhältnis 1 : 100 verdünnt, also ein Tropfen Pflanzenextrakt mit 100 Tropfen

Alkohol verdünnt, und dann einhundertmal rhythmisch verschüttelt, diese Mischung heißt dann C_1, im nächsten Schritt wird sie wieder 1 : 100 verdünnt und verschüttelt und heißt dann C_2.

Ab einer bestimmten homöopathischen Potenz ist rein statistisch keine Materie mehr in der Alkohollösung auffindbar. In einer Arznei aus dem Extrakt des Rittersporns in der Stärke C_{200} ist von der Ausgangssubstanz nicht mehr enthalten als ein Tropfen im Ozean, dennoch ist diese Art der Zubereitung so intensiv, daß schon eine kleine einmalige Dosis eine große Wirkung entfalten kann.

Wie kann eine Arznei energetisch heilen?

> »Amerikanische Wissenschaftler schufen erstmals Materie aus reinem Licht ... ein Werk, das ein wenig an die Erschaffung der Welt durch göttliche Hand erinnert. Sozusagen aus bloßem Nichts Materie zu erzeugen, das blieb bislang der Bibel oder der Urknalltheorie vorbehalten. Nun ist dieser Schöpfungsakt endlich auch vor Zeugen gelungen. ... Aus reiner Energie läßt sich Materie verstofflichen. Welch eine Symbolkraft steckt in diesem Akt.«
>
> Ulrich Schnabel in der ZEIT vom 10. 10. 97

Die moderne Physik geht heute davon aus, daß Materie und Energie zwei Seiten derselben Wirklichkeit sind. Man nimmt an, daß jede Materie von einem Energiefeld umgeben ist und alle Energiefelder miteinander verbunden sind. Das, was wir als feste Materie ansehen, ist eine Materialisierung von fließenden Energieströmen. Ein Stein ist zwar subjektiv fest und schwer, die Physiker wissen jedoch, daß er auf der Ebene der Atome aus fließenden Energiewellen besteht, die sich zu dem Bild des Steins zusammengefunden haben. Auch die Materie des menschlichen Körpers besteht letztendlich aus unterschiedlichen Energiefeldern, und auf diese Energie wirken die nichtmateriellen Heilkräfte der homöopathischen Heilmittel ein. Auf die Frage, wie dies möglich ist, gibt es allerdings auch heute noch keine Antwort.

Gibt es Menschen, bei denen Homöopathie nicht wirkt?

Nur selten, zum Beispiel bei der gleichzeitigen Einnahme von extrem stark wirkenden chemischen Mitteln oder nach manchen Impfungen kann es passieren, daß jemand nicht auf homöopathische Mittel reagiert. Auch chronische Vergiftungen, schwere Mangelzustände oder extrem belastende Arbeitsbedingungen können eine dauerhafte Heilung unmöglich machen. In der Regel hängt ein Mißerfolg jedoch mit der Wahl eines unpassenden Heilmittels zusammen. Selbst für erfahrene Homöopathinnen und Homöopathen ist es immer wieder eine neue Herausforderung, unter den vielen hundert homöopathischen Mitteln eine gute Wahl zu treffen.

Auf seiten der Behandler sind, abgesehen von einer guten Sachkenntnis, vor allem genügend Zeit, innere Offenheit und Vorurteilslosigkeit die Voraussetzungen für eine gute Verschreibung, denn in solch einer einladenden Atmosphäre ist es für die Patientinnen und Patienten leichter, sich anzuvertrauen. Wer also nach der ersten fehlgeschlagenen Behandlung befürchtet: »Bei mir wirkt das nicht«, sollte zunächst überprüfen, ob sich nicht ein zweiter Versuch unter möglicherweise besseren Voraussetzungen lohnt.

Wie können Ängste durch Homöopathie heilen?

Die Frage nach inneren Befürchtungen und Ängsten taucht in fast allen homöopathischen Behandlungen auf, auch wenn jemand vor allem wegen Asthma oder Migräne behandelt werden möchte. Wovor ein Mensch sich trotz besserer Einsicht hartnäckig fürchtet, sagt einiges über die Lebensgeschichte und viel über die momentane Einstellung zum Leben aus, viel mehr als dem einzelnen bewußt ist. Die individuellen Ängste sind ein großartiges Hilfsmittel bei der Auswahl eines passenden Heilmittels, und das Nachlassen dieser Ängste ein ebenso guter Maßstab für die Wirkung einer Behandlung.

Wie aber ist es möglich, daß sich Gefühle durch homöopathische Mittel verändern können? Die Heilmittel können weder Ängste unterdrücken noch einfach ausschalten, sondern sie stärken die seelischen Kräfte, die ein Gegengewicht zur Angst bilden wie Selbstvertrauen und Selbstakzeptanz. Allgemein unterstützen sie die natürliche Freude, sich frei auszudrücken, am Leben teilzunehmen und helfen, die Welt wieder mit anderen Augen zu sehen.

Bei starken Ängsten gehört meist eine Phase der Verarbeitung verdrängter seelischer Erschütterungen mit zum Heilungsprozeß. Oft spielt sich dieser Prozeß in den Träumen ab, so kann man zum Beispiel bei Kindern sehr schön beobachten, wie sich bestimmte Alpträume während einer Behandlung verändern, bis sie allmählich ganz verschwinden.

Die homöopathische Konstitutionsbehandlung

Was ist ein homöopathisches Konstitutionsmittel?

Zur Konstitution gehört die Gesamtheit aller körperlichen, geistigen und emotionalen Schwächen und Stärken. Auch die Krankheiten der Vorfahren können sich in der Konstitution zeigen. Besonders einprägsame Ereignisse sowie lange anhaltende Belastungen und tiefwirkende Lebensumstände prägen die Konstitution. Homöopathische Mittel, die auf die langfristige Heilung der Konstitution abzielen, nennt man Konstitutionsmittel, sie werden meist in hohen Potenzen eingesetzt.

Wie kann ein einziges Mittel gegen alles gut sein?

Da Konstitutionsmittel nicht auf bestimmte einzelne Symptome, sondern direkt auf die innere Heilungskraft einwirken, kann ein und dasselbe Mittel bei den unterschiedlichsten Beschwerden helfen.

Eine Klientin klagte über ängstliche Unruhe, die ihr den Schlaf raubte, ihr Konstitutionsmittel half ihr, wieder tiefen Schlaf zu finden. Als sie zu einem späteren Zeitpunkt wegen eines Sportunfalls an einer Knochenentzündung litt, konnte ihr Mittel auch hier die Heilung in Gang bringen. Sie nutzte die arbeitsfreie Zeit, um einige Ungereimtheiten in ihrem Leben zu verändern, und konzentrierte sich, nachdem sie wieder laufen konnte, mehr auf ihre eigenen Wünsche als die ihrer Familie. Ihre Symptome wurden durch das Mittel nicht einfach ausgeschaltet, sondern es kam zu einem allgemeinen positiven Entwicklungsprozeß.

Nur ein gut passendes homöopathisches Mittel kann solch eine umfassende Wirkung entfalten; ein Mittel, das nicht genau auf die Gesamtheit des einzelnen Menschen zugeschnitten ist, wirkt meist nur kurz und an der Oberfläche, so daß die ursprünglichen Beschwerden bald wieder auftauchen.

Sind die Konstitutionstypen der traditionellen Homöopathie am Mann orientiert?

»Sie denken doch wohl nicht von mir, daß ich gewalttätig bin? Ich habe nämlich in einem Buch gelesen, daß das Mittel, was Sie mir verschrieben haben, vor allem bei Leuten mit Mordgelüsten in Frage kommt.«

Die Homöopathie wurde in einer Zeit entwickelt, als der Mann noch das Maß aller Dinge war. Frauen wurden bei der Entwicklung der homöopathischen Arzneimittelbilder oft übersehen oder in enge Klischees gepreßt. Auch die Sprache der alten Homöopathen spiegelt den geringen Wissensstand der damaligen Medizin über den Bereich der Psyche allgemein und der Frauen im besonderen wider. Erst durch die Entwicklung der Psychologie und durch die Veränderungen der gesellschaftlichen Rolle der Frau hat sich auch in der Homöopathie etwas geändert. Dennoch sind viele homöopathische Arzneimittelbilder mehr oder weniger auf Männer zugeschnitten.

Die Erfahrung zeigt jedoch, daß Frauen in der Regel auf andere Art und Weise ihre Konstitution leben, als es bei Männern beobachtet wird. Als Beispiel kann hier die Beschreibung des homöopathischen Mittels Mercurius dienen, das aus Quecksilber hergestellt wird.

Sowohl in der traditionellen als auch in der modernen Literatur wird die Mercurius-Konstitution mit den Begriffen Machthunger und Aggression, Unbeständigkeit und Selbstdarstellung beschrieben. Sie seien besessen von Geld und Sex und würden beim geringsten Widerspruch zum Messer greifen. Oft ist davon die Rede, daß ein Mercurius-Typ an seinen Gangsterallüren zu erkennen sei, ein unsympathischer Geselle, voller übler Gerüche. Diese Stereotypen werden natürlich auch den meisten Männern mit einer Mercurius-Konstitution nicht gerecht, Frauen hingegen sind mit dieser Typisierung überhaupt nicht beschrieben.

Alle Frauen, die bisher erfolgreich mit dem Heilmittel Mercurius behandelt wurden, hatten bei Wut bisher noch nie zum Messer gegriffen, sie hatten keine Banken überfallen, keine Knaben verführt, sie waren weder unzuverlässig noch unsympathisch.

Sie lebten die starken Seiten ihrer Konstitution, vor allem die ausgeprägte Kommunikationsfähigkeit in sehr kreativer Weise aus, sie arbeiteten erfolgreich im Bereich Musik, Sprache oder Pädagogik, ihre Aggressität zeigte sich meist nur verbal. Ihr kämpferisches Potential setzten sie für ihre Karriere oder für die Menschen ein, die ihnen anvertraut waren. Sie hatten alle große intellektuelle Fähigkeiten und eine natürliche Begabung, »die Dinge in die Hand zu nehmen«. Probleme tauchten dann auf, wenn sie in ihren geistigen und körperlichen Bedürfnissen unterdrückt oder in ihren Kompetenzen verletzt wurden. Sie entwickelten dann die für die Mercurius-Konstitution so typischen Symptome wie Reizbarkeit, Blasenentzündung, Nervenentzündungen oder Angina.

Das klassische Arzneimittelbild, so wie es für manche Männer passen mag, muß also immer auch auf seine Brauchbarkeit für Frauen überprüft werden. Die Erfahrungen vieler Homöopathinnen haben im Laufe der Zeit viel zum Verständnis der Heilmittel für die Frauen von heute beigetragen. Dennoch wird es noch eine Weile dauern, bis die alten, ausschließlich auf den Mann bezogenen Bilder aus den Lehrbüchern verschwunden sein werden. In den neu erarbeiteten Arzneimittelbildern kommt es nicht mehr zu solch krassen Diskrepanzen wie bei den altbekannten Heilmitteln.

Wie ist die Sicht der Homöopathie auf die Frau von heute?

»Es ist vornehmlich ein Frauenmittel, besonders für milde, sanfte, nachgiebige Charaktere ... leicht entmutigt, krankhafte Furcht vor dem anderen Geschlecht und religiöse Melancholie ... weint beim Sprechen ... stimmungsmäßig wie ein Apriltag.«
Auszug aus dem Arzneimittelbild von *Pulsatilla* in einem Heilmittelverzeichnis von 1927

Die Homöopathie kannte schon von Anfang an die sogenannten typischen »Frauenmittel«, dies sind Heilmittel, die erfahrungsgemäß vor allem von Frauen benötigt werden. Die Arzneimittelbilder dieser Frauentypen lesen sich heute wie Beschreibungen der Frauengestalten aus Grimms Märchen. Kaum eine Frau kann sich heute damit identifizieren, denn die Möglichkeiten, die Anforderungen, aber auch die neuen Rollenbilder unserer Zeit haben die alten Typenbilder verdrängt.

Die Eigenschaften und Wesenszüge der einzelnen Konstitutionstypen sind gleichgeblieben, die heutigen Frauen leben sie jedoch oft völlig anders als die Frauen vor 200 Jahren. Durch mehr individuelle Entfaltungsmöglichkeiten sind die engen alten Klischees erweitert worden. Eine Frau, die als Konstitutionsmittel Pulsatilla braucht, wird heute nur selten als wankelmütige, hilfsbedürftige und rührselige Melancholikerin in Erscheinung treten. Obwohl sie mitfühlend und liebenswürdig ist, kann sie, ohne je eine Träne zu vergießen, eine Töpferschule leiten. Sie kann mit Männern, die ihr wohlgesonnen sind, unbefangen umgehen und dennoch das Heilmittel Pulsatilla für ihre Magenbeschwerden benötigen. Frauen mit einer Sepia-Konstitution sind nach der alten Literatur frustrierte und depressive Kinderhasserinnen. Heute tun sie sich eher als Managerin im Nadelstreifenkostüm oder als kompetente Sozialarbeiterin hervor. Eventuellen Nachwuchs überlassen sie leichten Herzens tagsüber einem Au-pair-Mädchen.

Nicht nur die Art und Weise, wie Frauen beurteilt werden, sondern auch die realen Möglichkeiten der Frauen, ihre sogenannten unweiblichen Seiten auszudrücken, haben sich verbessert. Viele Frauen haben durch Selbsterfahrung und unterschiedliche Therapien an ihren Schwächen gearbeitet und bemühen sich, das Beste aus ihrem Leben zu machen. Damit verändert sich zwar nicht ihre Konstitution, aber viele Probleme und Eigenheiten sind nicht nach den alten Klischees erkennbar. Deshalb gehen homöopathische Gespräche sehr in die Tiefe und beziehen den persönlichen Werdegang mit ein, um die Persönlichkeitsmuster wirklich verstehen zu können. So zeigen sich in einem intensiven Erstgespräch zum Beispiel gelegentliche Abhängigkeitswünsche bei einer erfolgreichen Geschäftsfrau, ein heftiges Zärtlichkeitsbedürfnis bei einer coolen Punk-Lady oder Zerstörungsphantasien bei einer verständnisvollen Kindergärtnerin.

Die Homöopathie durchläuft seit ihrer Entdeckung immer wieder Verwandlungs- und Erneuerungsprozesse, zum Beispiel durch den

Einfluß der Psychologie. Auch das Verständnis der typischen Frauenheilmittel wird erst durch Erfahrung und Offenheit für die heute lebenden Frauen verändert. Diese alten Konstitutionsbilder werden deshalb nach und nach kritisch überarbeitet und von alten weiblichen Rollenklischees und entwürdigenden Charakterdarstellungen befreit.

Wo ist das Individuum im Konstitutionstyp?

»Wenn jetzt alle Leute ihr Konstitutionsmittel nähmen, würden dann auch alle schlechten Charaktereigenschaften aus der Welt verschwinden, und wären dann alle Leute gleich?«

Diese sophistische Frage kam von einem Zuhörer bei einem Vortragsabend über Homöopathie. Wo bleibt das Individuum, wenn zehn verschiedene Frauen zum Beispiel als Konstitutionsmittel »Platin« bekommen? Gehen ihre typischen Charaktereigenschaften verloren, wenn das Mittel ihre Ängste behoben hat? Sind alle Frauen mit einer Platin-Konstitution gleich? Am Beispiel dieses Mittels soll deshalb verdeutlicht werden, wie mit derselben Konstitution doch ganz unterschiedliche individuelle Talente und Charakterzüge einhergehen können und bei einer homöopathischen Behandlung voll und ganz erhalten bleiben.

Das homöopathische Heilmittel aus dem Edelmetall Platin ist ein oft verordnetes Konstitutionsmittel für Frauen. Typisch für Platin ist der Hang zum Besonderen und zum Edlen, der Wunsch nach Perfektion und Glanz, das Verlangen nach Spiritualität und höchster Moral.

Jede Frau, die dieses Mittel braucht, kann mit diesen Themen völlig unterschiedlich umgehen. Der einen Frau ist nichts gut genug, sie verachtet jeden Makel an sich und anderen und verfällt einer Mischung aus Depression und Größenwahn. Eine andere schafft es, aus ihren Begabungen das Beste zu machen, und verwirklicht ihre hochgesteckten, aber realistischen Ziele, sei es im spirituellen, familiären oder im beruflichen Bereich.

Manche gehen nicht ohne die zweireihige Perlenkette aus dem Haus, andere sind mit einem geschmackvollen silbernen Ohrstekker ganz zufrieden. Manche verwirklichen sich am besten allein, manche können ihren Wunsch nach Glanz am besten in einer imposant inszenierten Beziehung leben, wieder andere brauchen unbedingt den Kitzel vieler unterschiedlicher sexueller Beziehungen, weil ein einziger Mensch ihre vielen Bedürfnisse nicht befriedigen könnte. Manche sind Mütter oder Großmütter voller Hingabe, manche lehnen Kinder als Hindernis für die Selbstverwirklichung vehement ab.

Es gibt einige Grundthemen, die »typisch Platin« sind, aber für jede Frau, die ein »Platintyp« ist, sind nur einige dieser Themen wichtig. Es wäre deswegen grundverkehrt, den Umkehrschluß zu ziehen und zu behaupten: »Ihr Konstitutionsmittel ist Platin, also ist sie größenwahnsinnig, haßt ihre Kinder, liebt Empfänge mit Champagner und hat drei Liebhaber.« Natürlich könnte es eine Frau geben, auf die dies alles zutrifft, in der Regel gibt es jedoch viele feine Nuancen der Schwächen und Stärken einer »Platin-Persönlichkeit«.

Genau so ist es mit allen Konstitutionstypen, es gibt bestimmte Grundthemen, aber unzählige individuelle Möglichkeiten, diese Themen in ihren positiven und negativen Seiten zu leben. Die Konstitution ist keine enge Schublade, sondern ein Schatz an Möglichkeiten mit den dazugehörenden Schwächen.

Hinweise für die homöopathische Konstitutionsbehandlung

Das Erstgespräch

Das erste Gespräch dauert in der Regel ein bis zwei Stunden, denn in der klassischen Homöopathie sind viele Informationen nötig, um eine richtige Arzneimittelwahl zu treffen: das Allgemeinbefinden, ein genauer Überblick über alle Symptome im Detail, die Grundzüge der Persönlichkeit und ihrer Geschichte. Alles wird so genau wie möglich aufgeschrieben. Manchmal dient auch ein Video dazu, alle wichtigen Informationen genau festzuhalten; wem das unangenehm ist, kann es selbstverständlich ablehnen.

Videoaufnahmen sind für Dritte nur nach Rücksprache mit den Patienten zugänglich, wenn zum Beispiel eine Kollegin oder ein Kollege zur Mithilfe bei der Mittelfindung hinzugezogen werden soll.

Die Fallanalyse

Nach dem Gespräch werden alle Informationen systematisch geordnet. Um die Fülle der Informationen aus der Krankengeschichte und die Menge an möglichen Heilmitteln richtig miteinander verknüpfen zu können, ist nach dem Gespräch eine Phase der meist schriftlichen Analyse notwendig, die von Fall zu Fall unterschiedlich viel Zeit benötigt.

Manche ziehen es vor, diesen Arbeitsgang während der ersten Sitzung zu machen, andere bestellen die Klientin oder den Klienten zu einer zweiten Sitzung und arbeiten in der Zwischenzeit das passende Heilmittel heraus. Ist das Heilmittel gefunden, werden die Dosis und die Art der Einnahme je nach Beschwerdebild oder Intensität der Erkrankung festgelegt.

Die Bekanntgabe des Heilmittels

Die meisten Homöopathinnen und Homöopathen sagen am Anfang einer Therapie nicht gerne, welches Heilmittel sie verschreiben, weil das Mittel ohne Beeinflussung durch innere Einstellungen wirken soll. Für manche Menschen ist es eine unangenehme Vorstellung, Heilmittel aus Schlangengift oder Arsen einzunehmen, auch wenn die Arznei durch das Verdünnen keine Spur mehr von diesen Substanzen enthält, sondern nur auf der energetischen Ebene wirkt. Klientinnen oder Klienten, die sich schon mit Homöopathie beschäftigt haben, haben manchmal bestimmten Mitteln gegenüber eine negative Einstellung, die aus den überholten Klischees oberflächlicher Literatur stammt. Auch in diesen Fällen kann es besser für den Heilungsverlauf sein, zunächst einmal das Mittel wirken zu lassen, ohne es vom Namen her zu kennen. Wenn ein Mittel gut gewirkt hat, fällt es leichter, es zu akzeptieren. Es geht nie darum, mit Geheimnissen zu operieren oder die Klientinnen und Klienten durch Unwissenheit abhängig zu machen, sondern darum, den Heilungsverlauf nicht durch Voreingenommenheit oder inneren Widerwillen zu bremsen. Den meisten Menschen ist es wichtig, zu wissen, was sie einnehmen, und nach einer positiven Erfahrung mit dem Heilmittel kann es sehr interessant sein, über die Besonderheiten der Stoffe zu sprechen, aus denen es hergestellt wurde.

Die Erstreaktion

Nach der Einnahme eines homöopathischen Mittels kann es zu einer sogenannten Erstreaktion kommen. Einige Symptome, jedoch nicht alle, können kurzzeitig aufflammen, um dann von allein wieder abzuklingen; dieses Phänomen wird zum Beispiel häufiger bei Hauterscheinungen beobachtet. Je besser die Dosis an die aktuelle Intensität der Beschwerden angepaßt ist, desto seltener kommt es zu Erstreaktionen. Im Grunde ist es jedoch kein schlechtes Zeichen, denn es zeigt an, daß der Heilungsprozeß in Gang gekommen ist. Eine echte gesundheitliche Verschlechterung ist nicht zu befürchten, denn eine spontane Reaktion durch das Heilmittel spielt sich nie in lebenswichtigen, erkrankten Organen ab.

Die Folgeverschreibung

Manche Menschen brauchen ihr ganzes Leben oder zumindest für lange Zeit nur ein einziges Heilmittel. Manchmal ist es nach einer gewissen Zeit jedoch nötig, andere ergänzende oder weiterführende Mittel einzunehmen. Die sogenannte Konstitution ist kein statischer Zustand, denn für die unterschiedlichen Abschnitte des Lebensweges können auch unterschiedliche Heilmittel richtig sein. Den richtigen Zeitpunkt für die Veränderung einer Verschreibung zu wählen, kann schwierig sein und braucht eine gute und kontinuierliche Zusammenarbeit über einen längeren Zeitraum.

Die Langzeitbehandlung

Chronische Beschwerden brauchen Zeit, um in der Tiefe zu heilen. Eine Heilung verläuft nie geradlinig, sondern mit Hochs und Tiefs, deshalb braucht jede Langzeitbehandlung neben der Fachkompetenz eine Basis aus Vertrauen und Kooperation. Wer homöopathische Behandlung sucht, sollte deshalb bei der Wahl der Homöopathin oder des Homöopathen auch auf die »richtige Wellenlänge« achten. Auf einige Besonderheiten der therapeutischen Beziehung wird im Kapitel »Der Weg zu fachkundiger Hilfe« noch genauer eingegangen.

Im Laufe einer Behandlung kann es nötig sein, die homöopathischen Mittel zu wechseln oder mit anderen Heilverfahren zu kombinieren. Die Einnahme anderer Heilmittel sollte so gut wie möglich abgesprochen sein, um eine Störung der homöopathischen Behandlung zu vermeiden. Wenn eine Behandlung optimal verläuft, das heißt, wenn das Heilmittel deutlich spürbar hilft und die äußeren Umstände günstig sind, entsteht allmählich ein Gefühl für den richtigen Verlauf des Heilungsprozesses und für die beste Dosierung des Mittels. Es entwickelt sich oft eine kreative Zusammenarbeit, und man berät gemeinsam, was zum Beispiel bei einer Stagnation oder bei einem Rückfall zu tun ist.

Langzeitbehandlung bei Ängsten

Wer unter Ängsten leidet und Abhilfe gefunden hat, kann dazu neigen, sich an diesen Hilfsmitteln festzuhalten. Deshalb ist es gerade bei Angstproblemen wichtig, mehr und mehr auf die eigene Kraft zu bauen und bewußte Schritte zu tun, um sich sowohl von Heilmitteln als auch von Therapeuten immer unabhängiger zu machen. Das heißt nicht, daß homöopathische Mittel süchtig machen wie Valium oder Alkohol. Es könnte sich jedoch eine psychische Abhängigkeit vom verordneten Mittel entwickeln. In der Praxis kommt das nur extrem selten vor, vor allem, weil viele Menschen bei chronischen Ängsten mit seltenen Gaben von hochpotenzierten Arzneimitteln behandelt werden, die sehr lange wirken. Je besser die Wirkung ist, desto seltener braucht man eine neue Gabe des Mittels und desto größer werden die Abstände zwischen den einzelnen Konsultationen.

Die Grundzüge der Homöopathie in Zusammenfassung

- Krankheiten oder Verstimmungen werden als Störungen der tiefen inneren Steuerung angesehen.
- Nicht einzelne Symptome werden bekämpft, sondern die Selbstheilungskraft wird gezielt angeregt.
- Der Mensch wird in seiner Ganzheit gesehen und als Individuum gewürdigt. Alle Beschwerden und Besonderheiten werden zu einem Gesamtbild zusammengefaßt.
- Stoffe aus der Natur werden zu Heilmitteln verarbeitet und ihre Wirkungen auf Körper, Geist und Gemüt durch Studien erprobt. Aus den Kenntnissen über jede Heilsubstanz wird ein Arzneimittelbild erarbeitet.
- Es gibt keine Trennung zwischen Körper, Geist und Seele und keine Trennung zwischen Mensch und Natur, denn für jedes menschliche Problem existiert eine Analogie in der Natur.
- Die Heilung ist dann möglich, wenn die Energie des Heilmittels und des erkrankten Menschen ähnlich sind.
- Bei jeder Behandlung wird immer nur ein Heilmittel verordnet; sind mehrere Heilmittel erforderlich, werden sie hintereinander verwendet.
- Die besondere Herstellung der Heilmittel und die minimalen Dosierungen schonen die Ressourcen der Natur.
- Die Behandlung chronischer Krankheiten mit Homöopathie spart Kosten durch preiswerte und unschädliche Heilmittel.
- Homöopathische Heilmittel dienen zur langfristigen Krankheitsprophylaxe.

Leitfaden zur Selbstbehandlung mit Homöopathie

Wer ein Mittel gegen Angst einnimmt, erwartet natürlich eine sofortige Besserung. Manche homöopathischen Mittel können tatsächlich kurzfristige Angstgefühle einfach verschwinden lassen, deshalb ist es in akuten Situationen immer einen Versuch wert, sich mit homöopathischen Mitteln eine Hilfestellung zu geben. Dazu eignen sich am besten die hier beschriebenen Tiefpotenzen und unter bestimmten Gesichtspunkten auch einige sogenannte Komplexmittel. Eine echte, das heißt tiefgehende und anhaltende Verbesserung von chronischen Schwierigkeiten ist auf diese Weise jedoch nicht zu erwarten. Unter wiederkehrenden Ängsten können tiefergehende Ursachen liegen, und es wäre falsch, nur die Symptome zu behandeln. Wer sich bei chronischen Beschwerden selbst behandelt, ohne ausgebildet zu sein, kann sich unter Umständen schaden, deshalb ist es vor jeder Einnahme wichtig, die folgenden Hinweise zur Selbstbehandlung genau zu lesen. Wer sich in die Materie vertiefen möchte, findet im Anhang weiterführende Literatur.

Tiefpotenzen

Was sind homöopathische Tiefpotenzen?

Pflanzliche Heilmittel wie Kamille oder Johanniskraut werden meist als Tees, Tinkturen oder Dragees eingenommen. Um aus diesen Pflanzen ein homöopathisches Mittel zu machen, muß man sie durch einen besonderen Bearbeitungsprozeß aufschlüsseln. Ein kleiner Teil der Pflanze wird mit Milchzucker in einem Mörser zerrieben, dabei wird ihre nichtmaterielle, als »energetisch« bezeichnete Wirkung frei. Der Zucker dient als Speichermedium für die aufgeschlüsselte Heilkraft, er wird dann aufgelöst und weiterverarbeitet. Durch wiederholtes Verdünnen und rythmisches Schütteln steigert sich die Heilkraft des Mittels, es wirkt dann länger und intensiver. Das Wirkungsspektrum verändert sich auch durch die homöopathische Zubereitung erheblich gegenüber der herkömmlichen Wirkung der ursprünglichen Pflanze.

Die sogenannten D-Potenzen werden im Verhältnis 1 : 10 verdünnt, die C-Potenzen dagegen im Verhältnis 1 : 100. Als Tiefpotenzen werden Mittel zwischen D1 und C30 bezeichnet, sie eignen sich unter genauer Beachtung bestimmter Regeln zur Selbstbehandlung.

Die Potenzen D1–D6 werden nur bei ungiftigen Ausgangssubstanzen angewendet, die Potenzen ab D6 oder C6 sind auch bei giftigen pflanzlichen, mineralischen oder tierischen Ausgangssubstanzen völlig unbedenklich.

Welche Tiefpotenzen eignen sich zur Selbstbehandlung?

Homöopathische Mittel pflanzlichen Ursprungs eignen sich am besten, um akute Beschwerden zu behandeln. Mittel mineralischen Ursprungs können tiefgreifendere Wirkungen entfalten und sollten mit mehr Bedacht eingenommen werden.

Sehr schwierig ist der Umgang mit Mitteln aus Schlangengiften und Bakterien, auch Nosoden genannt. Solche Mittel, wie zum Beispiel Lachesis oder Tuberkulinum, sollte man nie in tiefen Potenzen anwenden! Deshalb ist es wichtig, sich vor der Einnahme eines Mittels kundig zu machen, aus welcher Substanz es hergestellt wurde. Alle in diesem Buch aufgeführten Mittel zur Selbsthilfe sind nach strengen Kriterien ausgewählt und können bedenkenlos eingenommen werden, natürlich unter Beachtung aller unten aufgeführten Regeln.

Was ist bei der Selbstbehandlung mit Tiefpotenzen zu beachten?

1. Vor jeder Selbstbehandlung klären, um welche Ausgangssubstanz es sich handelt, bevorzugt pflanzliche Mittel wählen.
2. Immer nur ein Mittel zur gleichen Zeit einnehmen.

3. Eine Gabe des Mittels (1 Tablette oder 5 Globuli) einnehmen und die Wirkung abwarten.
4. Bei einer deutlich positiven Reaktion eine zweite Gabe des Mittels in einem Glas Wasser auflösen und verquirlen. Von dieser Zubereitung den Tag über schluckweise einnehmen.
5. Mit dem Nachlassen der Beschwerden die Häufigkeit der Einnahme reduzieren.
6. Tritt bei einem akuten Problem keine Wirkung ein, kann das nächste Heilmittel eingenommen werden.
7. Wenn auch nach dem zweiten Versuch keine Besserung eintritt, ist fachkundige Hilfe angeraten.

Wann sollte eine Selbstbehandlung beendet werden?

1. Wenn nach Einnahme innerhalb von 3 Tagen keine Besserung erzielt wurde.
2. Wenn nach dem Absetzen des Mittels die Beschwerden unverändert wieder auftauchen.
3. Wenn nach der Einnahme neue, bisher unbekannte Symptome auftauchen.
4. Wenn nach der Einnahme lange zurückliegende Beschwerden wiederkommen.

Wann sollte man sich nicht selbst behandeln?

1. Wenn die Beschwerden schon länger als 4 Wochen bestehen.
2. Wenn man sich schwer krank fühlt.
3. Wenn man zur gleichen Zeit wegen chronischer Beschwerden homöopathische Hochpotenzen einnimmt, auch wenn die letzte Einnahme schon lange her ist.

Komplexmittel

Was sind Komplexmittel?

In der klassischen Homöopathie gilt die Regel, stets nur ein Mittel einzunehmen. Diese Methode erfordert Sachkenntnis und ist meist zeitaufwendig. Der Einfluß der Schulmedizin hat eine neue Form der Homöopathie hervorgebracht, die sogenannte Komplexmittel-Homöopathie. Sie ist einfach und schnell zu handhaben und daher beliebt, wenn es darum geht, eine kostengünstige Alternative zu chemischen Arzneimitteln zu haben.

Im Gegensatz zur klassischen Homöopathie zielen die Komplexmittel nicht auf die Behandlung der Person und ihrer individuellen Beschwerden ab, sondern lediglich auf die Symptome eines bestimmten Krankheitsbildes. Zu diesem Zweck werden verschiedene homöopathische Mittel, meist in tiefen, jedoch auch in hohen Potenzen miteinander gemischt.

Wie wirken Komplexmittel?

Bei einer Entzündung der Haut oder eines Gelenks kann man zum Beispiel eine Salbe aus einer Mischung verschiedener homöopathischer Mittel verwenden. Jedes dieser Mittel wirkt auf eine bestimmte Weise entzündungshemmend, wie zum Beispiel die Tiefpotenzen aus Arnika, Kamille und Hamamelis. Die Mischung der Mittel bewirkt also ein breites Spektrum an entzündungshemmender Heilwirkung.

Andere Komplexmittel werden zum Beispiel für Gallenbeschwerden oder Augenkrankheiten zusammengestellt. Für die Mischung der Mittel gibt es keine festen Regeln, dem freien Komponieren der unterschiedlichsten Potenzen und Mittel ist keine Grenze gesetzt. Manche Komplexmittel wirken außerordentlich gut bei bestimmten akuten Beschwerden wie Fieber, andere wiederum liegen in ihrer Wirkungseffizienz auf der Ebene von Placebos.

Manche Komplexmittel enthalten Hochpotenzen, darunter auch Nosoden (z. B. potenzierte Bakterien) und Schlangengifte. Nach den Kenntnissen der klassischen Homöopathie sollten solche

Kombinationen gemieden werden. Es ist durchaus möglich, daß bestimmte, für manche Menschen völlig unpassende Hochpotenzen in Komplexmitteln die Gesundheit eher stören als fördern. Empfehlenswert sind deshalb Mittel mit wenigen, eher pflanzlichen Bestandteilen in tiefen Potenzen.

Was ist bei der Einnahme zu beachten?

Um den Überblick über die Reaktion auf ein Komplexmittel zu behalten, sollte es nie mit anderen Komplex- oder Einzelmitteln kombiniert werden. Nach der Einnahme beobachtet man die Reaktion und reduziert mit jedem Schritt zur Besserung die Dosis.

Wann sollte die Behandlung beendet werden?

1. Wenn nach drei Einnahmetagen keine positive Wirkung eintritt.
2. Wenn keine Beschwerden mehr spürbar sind.
3. Wenn das Präparat schon länger als 4 Wochen eingenommen wird.
4. Wenn neue, bisher unbekannte Symptome auftauchen.

LM- oder Q-Potenzen

Was sind LM- oder Q-Potenzen?

Je nach Hersteller werden diese homöopathischen Zubereitungen entweder LM- oder Q-Potenzen genannt. Um sie herzustellen, werden Tiefpotenzen im Verhältnis 1:50000 verdünnt und weiterpotenziert, die Bezeichnung bezieht sich auf diese Zahl (50000 = lateinisch LM bzw. Q). Sie wirken genau wie die Hochpotenzen auf die tiefere Ebene der Krankheiten ein, sind jedoch sanfter als diese, denn Erstreaktionen bleiben in der Regel aus. Die Dosierung wird genau auf die individuellen Bedürfnisse und die aktuelle Situation des einzelnen eingestellt. Der Heilungsimpuls einer einzelnen Gabe hält nicht lange an, deshalb muß man sie häufiger einnehmen, um den Heilungsprozeß in Gang zu halten. Wegen ihrer sanften Wirkung werden sie zum Beispiel in der Kinderheilkunde sehr häufig eingesetzt.

Warum eignen sie sich nur bedingt zur Selbstbehandlung?

Um sie fachgerecht anzuwenden, bedarf es fundierter Sachkenntnis. In Absprache mit der Behandlerin oder dem Behandler können LM-Potenzen jedoch auch bei akuten Problemen während einer Langzeitbehandlung mit Hochpotenzen als Ergänzung eingenommen werden, bis die akuten Beschwerden wieder behoben sind.

Hochpotenzen

Was sind homöopathische Hochpotenzen?

Hochpotenzen sind homöopathische Zubereitungen, die 30x, 200x, 1000x oder noch häufiger potenziert sind. Sie wirken sehr viel intensiver und länger als Tiefpotenzen. Sie werden bei der Behandlung chronischer Beschwerden eingesetzt und können auch weit zurückliegende Krankheitsursachen erreichen.

Warum eignen sie sich nicht zur Selbstbehandlung?

Beim Einsatz von Hochpotenzen kann es zu vorübergehenden Erstreaktionen kommen, die den Heilungsprozeß einleiten. Bei der Auswahl hochpotenzierter Heilmittel ist höchste Sorgfalt angebracht, da ein unpassendes Mittel unter Umständen die aktuellen Beschwerden verstärken kann. Die Hochpotenzen müssen wegen ihrer Intensität auch mit fundierter Sachkenntnis dosiert werden, deshalb eignen sie sich grundsätzlich nicht zur Selbstbehandlung.

Heilungswege bei alltäglichen und tiefen Ängsten

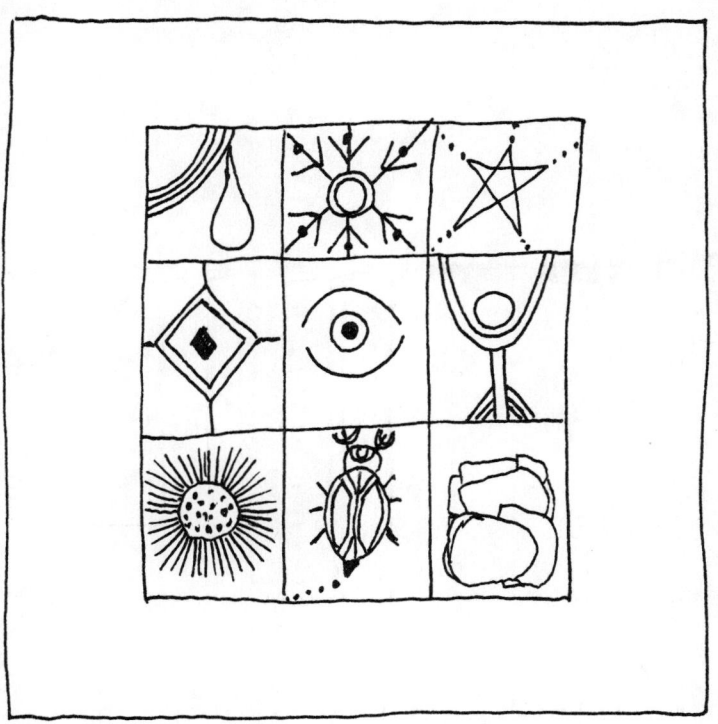

Angst bei kleinen Kindern

Kleine Kinder können äußere, angsteinflößende Geschehnisse nicht aktiv beeinflussen, sie fühlen sich ihnen hilflos ausgeliefert. Am meisten fürchten sie sich, verlassen zu werden und allein zu sein. Je kleiner sie sind, desto mehr fürchten sie die Trennung von der Mutter. Viele Kinder haben Angst vor etwas Fremdem, vor der Dunkelheit und vor Geistern. Bei den meisten Kindern verändern sich diese Angstmuster, sie lernen, mit diesen Ängsten umzugehen. Mit zunehmendem Alter fällt es ihnen leichter, in Angstsituationen aktiv zu werden, zu fliehen oder sich zu wehren. Sie lernen nach und nach, über eine sie ängstigende Sache nachzudenken und ein Angsterlebnis zu verarbeiten.

Heilmittel für die Ängste kleiner Kinder

Naturheilmittel sollen Kindern helfen, ihre Ängste aus eigener Kraft zu verarbeiten und mit ihrer Umwelt kompetent umzugehen. Je nach Intensität der Angst werden unterschiedliche Heilmittel eingesetzt. Für kurzfristige ängstigende Situationen, die ein Kind unruhig und überempfindlich machen, wie zum Beispiel großer Lärm oder eine anstrengende Reise, können Kinder mit Heilpflanzen unterstützt werden. Liegen die Ursachen für verstärkte Ängstlichkeit im emotionalen Bereich, wie zum Beispiel durch eine vorübergehende Trennung, helfen Blüten-Essenzen, weil sie mehr im seelischen Bereich wirken. Die homöopathischen Heilmittel werden dann eingesetzt, wenn kleine Kinder unter chronischer Ängstlichkeit leiden, die zum Beispiel durch einen Schock ausgelöst wurde. Eltern sollten die chronischen Ängste ihrer Kinder jedoch nicht selbst behandeln.

Leidet ein Kind unter chronischen Ängsten, sollten diese frühzeitig behandelt werden, da es sonst auch in seiner Entwicklung mit großen Schwierigkeiten zu kämpfen hat. Deshalb macht es auch keinen Sinn, schwere Ängste erst einmal mit pflanzlichen oder anderen Beruhigungsmitteln behandeln zu wollen, da dies nur den Heilungsprozeß verzögert.

Was ist Angstabwehr?

Vielen Kindern gelingt es nicht, mit dem, was sie als bedrohlich empfinden, fertig zu werden. Sie reagieren mit den unterschiedlichsten Abwehrmechanismen, um ihre Angst zumindest nicht spüren zu müssen. Das frühe Reaktionsmuster der Hilflosigkeit bei Angst kann zum Beispiel zu einer chronischen Haltung werden. Das Kind hält zum Beispiel an bestimmten frühkindlichen Verhaltensweisen fest, es lutscht am Daumen oder es will immer auf dem Schoß sitzen, auch wenn Gleichaltrige schon längst neugierig die Welt erforschen. Der Rückzug in die Kleinkindhaltung vermittelt dem Kind ein vordergründiges Sicherheitsgefühl. Eine andere häufige Reaktion auf angstauslösende Erlebnisse ist das Vergessen. Menschen, die sich als Kind auf diese Weise vor übergroßer Angst geschützt haben, können sich oft nicht oder nur wenig an ihre Kindheit erinnern. Wichtige Ereignisse oder Gefühle dieser vergessenen Jahre tauchen manchmal während einer homöopathischen Behandlung wieder in der Erinnerung auf.
Eine weitere Möglichkeit, Ängste wegzuschieben, ist es, anderen Angst zu machen. Wer selbst bedroht, fühlt sich nicht länger als Opfer einer Bedrohung. Kinder, die ohne sichtbaren Grund aggressiv sind, leiden oft an Ängsten, die sie nicht artikulieren können. Diese Strategien, mit Angst umzugehen, sind auf Dauer nicht wirksam, da das Kind lernen muß, mit angstauslösenden Situationen altersgemäß zurechtzukommen. Es muß lernen, angesichts der Angst geistig und körperlich aktiv zu werden, statt sie nur abzuwehren.

Was ist grundsätzlich zu beachten bei den Ängsten kleiner Kinder?

Je kleiner ein Kind ist, desto empfänglicher ist es für subtile Heilungsimpulse und desto leichter können unpassende Arzneimittel sein inneres Gleichgewicht stören. Folgende Mittel oder Zubereitungen sollten deshalb gemieden werden:

1. Intensiv wirkende Heilpflanzenpräparate auf Alkoholbasis.
2. Mischungen aus Blüten-Essenzen mit mehr als fünf Komponenten.
3. Homöopathische Komplexmittel mit vielen verschiedenen Komponenten.
4. Homöopathische Komplexmittel mit Hochpotenzen ab C30.

Wann sollten Sie Ihr Kind nicht selbst behandeln?

Ängste bei kleinen Kindern hängen meist mit der emotionalen und sozialen Situation der Familie zusammen, deshalb kann es schwierig sein, das eigene Kind mit der nötigen Objektivität zu behandeln. Trifft einer der folgenden Punkte auf Sie, Ihre Familie beziehungsweise Ihre Beziehung zu Ihrem Kind zu, sollten Sie es auf gar keinen Fall selbst behandeln.

- Sind Sie oder Ihr Partner selbst sehr ängstlich, sollten Sie zunächst die eigenen Ängste abbauen.
- Wenn ein Kind durch äußere Umstände überfordert ist, darf es nicht mit Hilfe von Arzneimitteln dazu genötigt werden, eine unzumutbare Situation auszuhalten.
- Kleine Kinder dürfen nicht mit dem Ziel einer größeren, vorgeblich »normalen« Belastbarkeit behandelt werden, vor allem, wenn sie besonders sensibel sind.
- Bei Spannungen zwischen Eltern und Kind ist es zu schwierig, eine objektive Bestandsaufnahme zu machen und die passenden Heilmittel auszuwählen. Hilfe von außen ist dann angeraten.

Heilpflanzen

Vor allem bei leichter Schreckhaftigkeit und bei unruhigem Schlaf helfen einige Heilpflanzen dabei, Kinder auf sanfte Art zu beruhigen. Wenn Kinder noch gestillt werden, reicht es, wenn die Mutter beruhigende Tees trinkt. Heilpflanzen, die durch ihre Aromastoffe wirken, kann man als Duftkissen ins Kinderbett hängen. Auch als Badezusatz oder bei der Babymassage können beruhigende Kräuter angewendet werden, um ein nervöses Kind zu entspannen.

Rezept für ein schlafförderndes Duftkissen:

1 Handvoll frische Lavendelblüten, 1 Handvoll Orangenblüten, 1 Handvoll Melissenkraut mischen und in ein Seidentuch einnähen. In die Nähe des Kopfkissens gelegt, entspannt und schenkt es tieferen Schlaf bei vorübergehender Unruhe.

Rezept für ein beruhigendes Bad:

1 Eßlöffel Melissenkraut, 1 Eßlöffel Lavendelblüten, 1 Eßlöffel Orangenblüten mit 1 Liter kochendem Wasser überbrühen, 5 Minuten ziehen lassen, die Kräuter absieben und den Sud zum Badewasser geben. Das Bad muß eine angenehm lauwarme Temperatur haben.

Rezept für eine Kindermassage bei Nervosität:

In einen Eierbecher Massageöl (zum Beispiel Sonnenblumen- oder Mandelöl) geben, dann je 1 Tropfen Aromaöl Lavendel und 1 Tropfen Aromaöl Geranium hinzufügen.

Rezept für eine Schockbehandlung mit pflanzlichen Aromaölen:

2 Tropfen Aromaöl Kamille und 2 Tropfen Aromaöl Muskatellersalbei in einen $1/2$ Eierbecher mit Massageöl geben. Massieren Sie Ihrem Kind sanft Füße, Hände und Bauch.

Blüten-Essenzen

Kleine Kinder reagieren außerordentlich gut auf die sanften Heilungsimpulse der Blüten-Essenzen. Ängste, die in den Übergangsphasen der Entwicklung entstehen, wie zum Beispiel die Angst, allein im Kindergarten zu bleiben oder die Angst vor einer ärztlichen Untersuchung, können oft leicht mit Hilfe von Blüten-Mitteln überwunden werden. Auch bei Schüchternheit und mangelndem Selbstvertrauen helfen sie Kindern, mehr aus sich herauszugehen. Darüber hinaus können auch Phobien vor bestimmten Tieren und undefinierbare Ängstlichkeit außerhalb der vertrauten Umgebung mit der Blüten-Therapie behandelt werden. Sehr gute Dienste leistet sie vor allem, wenn Kinder durch Schreck oder Schock ängstlich werden, wie zum Beispiel nach einem Verlust oder einem Unfall. Gerade für solche Situationen bieten die Blüten-Essenzen ausgezeichnete Möglichkeiten, um die Kinderseele wieder ins Lot zu bringen.

Blüten-Mischungen für die Ängste kleiner Kinder

Werden hier mehr als drei Blüten genannt, ist es sinnvoll, die im Einzelfall am besten passenden Mittel auszuwählen. Die detaillierten Beschreibungen der einzelnen Blüten auf den Seiten 73 bis 93 dienen als Anhaltspunkt für die Auswahl (Hinweise zu Auswahlverfahren und Zubereitung stehen im Kapitel »Ängste heilen mit Blüten-Essenzen«).

- Angst vor fremden Menschen: Mimulus, Larch, Veilchen, Kürbis, Berberitze.
- Angst in einer neuen Umgebung: Holunder, Frauenmantel, Larch, Mimulus.
- Angst vor Arztbesuchen: Star of Bethlehem, Rock Rose, Berberitze, Johanniskraut.
- Angst, allein schlafen zu gehen: Heather, Aspen, Engelwurz, Johanniskraut.
- Angst, allein im Kindergarten zu sein: Mimulus, Larch, Heather, Knoblauch, Kürbis, Berberitze.
- Angstträume: Aspen, Johanniskraut, Rock Rose, Engelwurz, Knoblauch, Stechapfel.

- Angst vor etwas »Unheimlichem«: Aspen, Johanniskraut, Holunder, Engelwurz, Stechapfel.
- Angst nach einem Unfall: Star of Bethlehem, Rock Rose, Arnika, Johanniskraut, Aspen, Engelwurz.
- Angst nach einem Verlust: Aspen, Star of Bethlehem, Heather, Gorse, Holunder, Cerato, Centaury, Stechapfel.

Wie können Kinder in die Behandlung einbezogen werden?

Auch für kleine Kinder ist es wichtig, in die Behandlung mit einbezogen zu werden, vorausgesetzt, sie fragen danach. Sie sollten ihre Tropfen niemals mit dem Kommentar bekommen: »Das ist gegen deine Angst.« Denn so lernen sie, daß ihre Angst mit Aufmerksamkeit belohnt wird. Besser ist es, positiv zu formulieren, um was es geht: »Das ist deine Blumen-Medizin, die macht dich stark.«

Die meisten Kinder spüren sehr deutlich, ob sie die Blüten-Mischung mögen und wie lange sie sie einnehmen wollen. Auf keinen Fall sollten sie genötigt werden, ihre Tropfen einzunehmen, entweder sie tun es gerne oder gar nicht.

Kinder, die sich grundsätzlich weigern, Medizin zu nehmen, können die Blüten-Tropfen auch mit ihren täglichen Getränken vermischt einnehmen.

Homöopathie

Bei länger bestehenden Ängsten sollten Eltern ihre Kinder nicht selbst behandeln. Alle Eltern, auch wenn sie noch so sensibel und wohlmeinend sind, sind nur schwer in der Lage, ihre Kinder mit neutralen Augen zu sehen. Für die Auswahl eines gut passenden Heilmittels ist Objektivität aber unabdingbar. Da man sehr kleine Kinder nicht fragen kann, was ihnen fehlt, braucht man eine gute Beobachtungsgabe und viel Erfahrung, um herauszufinden, welches homöopathische Mittel das richtige ist. Für eine gute homöopathische Behandlung bei kleinen Kindern arbeiten deshalb Eltern und Therapeut eng zusammen, vor allem die genaue Beschreibung der Eigenheiten des Kindes ist außerordentlich wichtig für die Aus-

wahl der richtigen Arznei. Das gilt um so mehr, als sich Komplexmittel nicht für die Behandlung kleiner Kinder eignen.

Kleine Kinder reagieren sehr empfindlich auf homöopathische
Mittel. Säuglinge, die gestillt werden, können ihr homöopathisches
Mittel indirekt über die Mutter bekommen. Kleinkindern werden
in der Regel nur sehr kleine und sanfte Dosierungen verabreicht.

Kleine Kinder spüren auch ohne Worte, wenn die Mutter oder andere enge Bezugspersonen voller Angst, Unruhe oder Ärger sind.
Den meisten sehr ängstlichen Kindern hilft es, wenn sich die Mutter emotional stabilisiert, deshalb kann der erste Schritt zur Heilung eines Kindes auch die Behandlung der Mutter sein.

Wie verläuft der Heilungsweg mit Homöopathie bei Angst vor der Dunkelheit?

»Komm, wir gehen auf die Straße, der Papa kommt uns
gleich abholen.«
»Will nicht.«
»Aber warum willst du nicht unten auf den Papa war-
ten?«
»Benny Angst.«
»Aber Benjamin, wovor hast du denn unten Angst, ich nehm
dich doch auf den Arm.«
»Ist dunkel.«
»Und was kann im Dunkeln passieren?«
»Böser Mann.«

Dieser zweijährige Junge litt an vielen Ängsten. Vor allem in der
Dunkelheit und im Kontakt mit Wasser wurde er panisch, klammerte sich fest und schrie. Wenn er morgens aufwachte, weinte er
vollkommen hilflos, er schaffte es in diesem Zustand nicht, zu seinen Eltern zu gehen, sie mußten zu ihm kommen und ihn trösten.
Wenn nicht schnell genug jemand bei ihm war, bekam er einen
Wutanfall und schlug wild um sich. Seine Verlustangst war so
groß, daß er wochenlang mit Anhänglichkeit reagierte, wenn seine
Eltern nur für eine Nacht nicht im Haus sein konnten. Er konnte
nur einschlafen, wenn ihm die Mutter die Hand hielt und sein Bru-

der im gleichen Zimmer schlief, das Licht durfte nicht gelöscht werden.

Zum einen war er ein schüchternes, freundliches und kreatives Kind, das gern malte und tanzte. Zum anderen konnte er die Spielsachen seines Bruders zerstören oder seinen Willen mit wütendem Brüllen durchsetzen.

Der zitierte Dialog zwischen ihm und seiner Mutter weist sehr deutlich auf das Arzneimittelbild des Mittels Stramonium, einer homöopathischen Arznei aus dem Stechapfel. Es hilft Menschen, die sich verlassen und bedroht fühlen und Ängste vor Dunkelheit, Wasser und bösen Geistern entwickeln. Es ist es ein sehr wirksames Heilmittel für Kinder, die nach der Geburt im Brutkasten allein ums Überleben kämpfen mußten, oder für Kinder, die früh ihre Mutter verloren haben. Auch für Kinder, die durch Mißbrauch oder Mißhandlung traumatisiert wurden und dadurch Ängste und Horrorphantasien entwickeln, kann das Mittel große emotionale Erleichterung bringen. Die meisten Kinder brauchen das Mittel jedoch, weil die Mutter während der Schwangerschaft in einen Zustand großer Existenzangst und Verlassenheit geraten war, denn diese emotionale Situation kann sich auf das ungeborene Kind übertragen. Die ohnmächtige Wut, die aus dieser überwältigenden Angsterfahrung zurückgeblieben ist, zeigt sich zum Beispiel in Wutanfällen bei nichtigen Gründen und gelegentlicher Zerstörungslust. Gleichzeitig versuchen sie unbewußt mit ihren Aggressionen anderen Angst einzujagen, um ihre eigene Angst nicht spüren zu müssen. Meist projizieren Kinder ihre Wut jedoch nach außen, zum Beispiel, wenn sie Angst haben, vom Hund gebissen zu werden oder sich nachts vor Monstern fürchten.

Benjamins Beschwerden konnten auf keine andere Ursache als die großen Ängste seiner Mutter während der Schwangerschaft zurückgeführt werden. Seit seiner Geburt war er immer gut behütet gewesen, es gab keine besonderen Schockerlebnisse oder andere aktuelle Gründe für seine Verhaltensweisen.

Nachdem er das Mittel zwei Wochen lang eingenommen hatte, ließen die Ängste beim Einschlafen nach, tagsüber wurde er selbständiger und entwickelte mehr Mut, auf andere zuzugehen. Nach zwei Monaten konnte er nachts durchschlafen und klammerte sich auch tagsüber weniger an seine Mutter. Dann begann wieder eine Phase großer Anhänglichkeit, und er bekam erneut eine Dosis seines Mittels, er zeigte danach mehr Selbstbewußtsein und hatte weniger Wutanfälle. Zwei Jahre nach der ersten Konsultation waren seine Ängste bis auf gelegentliche kurze Phasen überwunden, auch wenn er wahrscheinlich nie zu den Menschen gehören wird, die gern allein mit der Geisterbahn fahren.

Schulangst

Die Gründe für Schulangst sind individuell sehr verschieden. Am besten ist es natürlich, wenn Kinder ihre Schulangst aus eigener Kraft überwinden. Wenn sie damit überfordert sind, brauchen sie Unterstützung von Eltern, Lehrern oder Freunden und nicht durch ein Arzneimittel. Wenn ein Kind bei Schulproblemen mit Hilflosigkeit reagiert, ist es wichtig, die natürlichen Reaktionen von Flucht und Angriff mit ihm zu trainieren, zum Beispiel durch Sport. Rücksicht und Schonung werden bei einem Kind Ängste eher verstärken, sie sollen zwar wissen, daß sie Angst haben dürfen, aber sie sollen auch wissen, daß man ihnen zutraut, sie zu überwinden. Fatal wäre es auch, Kinder dazu zu ermutigen, ihre Ängste abzuwehren, sie zum Beispiel zu überspielen oder anderen Angst zu machen.

Wie zeigt der Körper verborgene Schulängste an?

Sehr häufig drücken Kinder ihre Schulangst mit körperlichen Beschwerden aus, sie bekommen Bauchweh vor einer Klassenarbeit oder Kopfschmerzen, wenn sie Angst vor einem bestimmten Fach haben. Sie schlagen damit mehrere Fliegen mit einer Klappe, einerseits sichern sie sich Zuwendung und andererseits können sie der Angst vor dem Versagen aus dem Weg gehen, wenn sie wegen ihrer Beschwerden zu Hause bleiben dürfen. Ihre körperlichen Symptome schützen sie vor Überforderung, doch leider kann das auf Dauer keine wirksame Strategie gegen die Angst sein. Sie brauchen dringend eine Alternative, um nicht zu lernen, daß Krankheit ein einfacher Weg zur Geborgenheit ist. Wenn sie Pech haben, werden sie nämlich in ihrer Strategie bestätigt, ganz nach dem Motto: »Du armes Kind brauchst keine Mathearbeit zu schreiben, wenn du so schlimme Kopfschmerzen hast.« Es macht natürlich auch wenig Sinn, ein Kind mit einer Schmerztablette in die Schule zu schicken, denn auch hier ist der negative Lerneffekt sehr groß. Dem Kind wird dann vermittelt: »Hast du ein Problem, mach es einfach schnell weg.«

Wann sollten Kinder bei akuten Schulängsten behandelt werden?

In den folgenden Situationen sollten Kinder unabhängig von den obengenannten Überlegungen kurzfristig Unterstützung mit Heilmitteln bekommen:

- Wenn von einer Klassenarbeit viel abhängt.
- Wenn ihnen ein Mißerfolg sehr schaden würde.
- Wenn ihre körperlichen Symptome sie zu sehr von ihren Aufgaben ablenken.

Wann sollten Eltern ihre Kinder bei Schulängsten nicht selber behandeln?

Kinder, die aufgrund familiärer Krisen, wie zum Beispiel nach einem Verlust, mit Verunsicherung und Ängsten reagieren, brauchen mehr als nur eine Unterstützung für die Bewältigung der Schule. Für Eltern kann es sehr schwer sein, ihr Kind zu behandeln, wenn sie selbst in Schwierigkeiten sind, vorübergehende Unterstützung von außen kann dann helfen, den Überblick zu bewahren.

Immer wenn chronische Beschwerden, wie zum Beispiel starke motorische Unruhe, körperliche oder geistige Entwicklungsrückstände oder länger andauernde Verhaltensstörungen eine Rolle spielen, brauchen Kinder eine tiefergehende fachliche Begleitung und Förderung über die akute Hilfe bei Schulstreß hinaus.

Heilmittel bei Schulangst

Wenn die Situation in der Schule besonders schwierig oder ein gutes Arbeitsergebnis für das Kind zum Beispiel für die Versetzung sehr wichtig ist, kann das Kind ein paar Tage lang pflanzliche Heilmittel oder Blüten-Essenzen bekommen.

Wenn die Schulangst auch außerhalb besonderer Schwierigkeiten auftritt, können Kinder eine kleine Kur mit einer auf sie zugeschnittenen Blüten-Essenz machen. Wenn die Mischung gut auf die individuelle Problematik des Kindes zugeschnitten ist, wird sich bei den meisten Kindern schon nach einigen Wochen eine Verbesserung ihres seelischen Befindens zeigen.

Wenn keine Wirkung zu erkennen ist, kann dies entweder an einer unpassenden Mischung liegen oder daran, daß die Ängste tiefere Ursachen haben. Vor allem sollten Sie dann überdenken, ob Ihr Kind durch die aktuelle Lebenssituation überlastet ist und ob es mehr emotionale Unterstützung braucht.

Homöopathische Heilmittel unterstützen die kindliche Entwicklung auf allen Ebenen, sie geben in akuten Schwierigkeiten Hilfe, aber sie stabilisieren Psyche und Körper langfristig auch auf einer tieferen Ebene. Dies kann jedoch nicht mit symptomorientierten Komplexmitteln erreicht werden, sondern nur mit einem für das einzelne Kind genau passenden Konstitutionsmittel.

Die richtige Arznei braucht die richtige Botschaft

Es ist sehr wichtig, einem Kind zu erklären, warum es eine Medizin einnehmen soll, und diesen Grund positiv zu formulieren. Hier einige Beispiele:

- »Diese Kräutermedizin hilft dir, dich gut zu konzentrieren.« (Niemals: »Du mußt jetzt Arzneimittel nehmen, damit du nicht so furchtbar vergeßlich bist.«)
- »Diese Tropfen sind gut für deinen Bauch.« (Keinesfalls: »Nimm diese Tropfen, damit du nicht wieder so schreckliche Bauchschmerzen bekommst.«)
- »Diese Medizin hilft dir, morgen bei der Klassenarbeit alles genauso gut zu machen wie beim Üben zu Hause.« (Auf keinen Fall: »Nimm das hier, damit du morgen nicht schon wieder eine Fünf bekommst.«)

Die Botschaften, die ein Kind mit der Medizin bekommt, können die positive Wirkung verstärken oder schwächen. Durch positive

Formulierungen können Sie Zuversicht vermitteln. Durch negative Formulierungen zeigen Sie indirekt, daß Sie es für unfähig halten, und machen ihm noch mehr Angst. Wichtig ist es, keine Krankheitsnamen oder negative Charaktereigenschaften zu erwähnen, sondern die positiven Kräfte ausdrücklich zu benennen, die das Mittel fördern soll, wie zum Beispiel: Konzentration und gutes Gedächtnis, Ruhe und Gelassenheit.

Heilpflanzen

- Kava-Kava ist vor allem dann gut, wenn Kinder keinen Streß vertragen und vor größeren Anforderungen innerlich unruhig und voller Spannung sind. Sie sollten das Mittel einige Tage vor einer wichtigen Arbeit einnehmen und es bei der nächsten Arbeit mit der Hälfte der Dragees versuchen, und auch wenn sie noch einmal Angst bekommen, es immer einmal wieder ganz ohne Hilfsmittel versuchen.
- Passiflora hilft sehr sensiblen Kindern, die sich in der aggressiven Atmosphäre der Schule ungeschützt fühlen. Die Wirkung der Passionsblume braucht ein wenig Zeit, um sich zu entfalten, Kinder sollten die Dragees über ein bis zwei Wochen einnehmen, wenn sie sich zum Beispiel durch Umschulung oder eine Klassenfahrt überfordert fühlen.
- Johanniskraut ist das Mittel der Wahl, wenn Kinder vor Angst stottern und nicht vor der Klasse sprechen können, eine 6wöchige Kur mit Johanniskraut kann Kindern helfen, die einnässen, wenn sie schulisch unter Streß stehen. Es hilft besonders gut bei ängstlichen Stimmungen, die mit Nervosität und Niedergeschlagenheit einhergehen.

Informationen über die Pflanzen, ihre Zubereitung und Dosierung finden Sie im Kapitel »Leitfaden zur Selbstbehandlung mit Heilpflanzen«.

Blüten-Essenzen

Kinder reagieren in der Regel sehr gut auf Blüten-Essenzen, bei Schulschwierigkeiten alltäglicher Art können sie ihre Blüten-Mischung für einige Wochen nehmen. Sollte sich kein Erfolg einstellen, kann es sein, daß die Mischung nicht richtig auf die individuelle Problematik des Kindes eingestellt war. Für 2–3 Wochen kann das Kind eine zweite Mischung bekommen, wenn auch dann keine Wirkung zu spüren ist, liegt das Problem tiefer als eine gewöhnliche Schulangst. Bei tiefen Ängsten oder ausgeprägten Verhaltensstörungen bei Kindern hat sich vor allem die Homöopathie bewährt.

Bewährte Blütenmischungen bei Schulängsten

Werden mehr als 3 Blüten genannt, ist es sinnvoll, die im Einzelfall am besten passenden Mittel auszuwählen. Die entsprechenden Hinweise zu Auswahlverfahren, Zubereitung und Dosierung finden Sie im Kapitel »Leitfaden zur Selbstbehandlung mit Blüten-Essenzen« und im Abschnitt »Ängste kleiner Kinder mit Blüten-Essenzen behandeln« auf Seite 135 f.

- Angst zu versagen: Larch, Gentian, Pine, Mimulus, Hornbeam.
- Angst, nicht gut genug zu sein: Elm, Star of Bethlehem, Centaury, Rock Water.
- Angst vor neuen Menschen: Agrimony, Mimulus, Larch, Berberitze, Frauenmantel, Kürbis.
- Angst, allein in die Schule zu gehen: Heather, Mimulus, Cerato, Engelwurz.
- Angst vor Streit mit den anderen Kindern: Agrimony, Star of Bethlehem, Mimulus, Centaury.
- Angst durch Reizüberflutung bei sehr sensiblen Kindern: Holunder, Mais, Rock Rose.
- Angst durch Schüchternheit: Mimulus, Veilchen, Kürbis, Larch.
- Angst vor Klassenarbeiten: Hornbeam, Gentian, Gorse, Elm, Knoblauch.

- Angst vor Lehrern: Pine, Larch, Mimulus, Kürbis.
- Angst durch Gewalterlebnisse in der Schule: Rock Rose, Arnika, Aspen, Johanniskraut, Frauenmantel.

Homöopathie

Bei akuter Schulangst, die nur gelegentlich auftritt, kann man Kindern mit dem homöopathischen Mittel Gelsemium helfen. Am ersten Schultag oder vor einem Auftritt im Schultheater, vor einem entscheidenden Referat oder einer Abschlußprüfung ist es ein bewährtes Mittel, um übertriebene Angst aufzulösen. Es hilft vor allem, wenn Kinder vor lauter Aufregung einnässen oder vor Angst Kopfschmerzen bekommen und sich hinlegen möchten. In solchen Fällen wird das Mittel in Potenzen zwischen C6 und C30 gegeben, gemäß den Hinweisen für die Selbstbehandlung im Kapitel »Leitfaden zur Selbstbehandlung mit Homöopathie«. Eine genauere Beschreibung des Heilmittels finden Sie auf den Seiten 153 und 162.

Was hilft bei chronischer Schulangst?

Gegen chronische Schulangst kennt die Homöopathie viele tiefwirkende Konstitutionsmittel, die sich jedoch nicht zur Selbsthilfe eignen. Eins dieser Heilmittel hilft vor allem bei chronischer Ängstlichkeit, die mit Frechheit getarnt wird. Es unterstützt diese Kinder dabei, ihr Selbstbewußtsein weiterzuentwickeln. Das folgende Beispiel soll verdeutlichen, wie eine homöopathische Behandlung bei Schulangst verlaufen kann.

»Ich geh nicht mehr in die Schule. Warum gibt es überhaupt Schulen?«

Der 7jährige Sohn einer Lehrerin und eines Unternehmers litt in der Schule unter erheblichen Versagensängsten, er beteiligte sich aus Angst, vor anderen zu reden, kaum am Unterricht. Er klagte oft über Kopf- und Bauchschmerzen und konnte sich schlecht konzentrieren, und seine Schulerfolge ließen immer mehr nach. Sein Vater forderte energisch bessere Leistungen und setzte ihn in der

Freizeit unter großen Arbeitsdruck. Doch Strafen und verbale Gewaltausbrüche verletzten sein ohnehin schwaches Selbstbewußtsein und machten alles nur noch schlimmer. Schon bei den kleinsten Forderungen seiner Mutter wurde er sehr aufsässig und reizbar. Er kam wegen schwerer chronischer Verstopfung und Schlafstörungen zur homöopathischen Behandlung und bekam aufgrund seiner Gesamtsymptomatik und seiner Persönlichkeitsmerkmale das homöopathische Mittel Lycopodium. Schon nach wenigen Wochen zeigte sich auf allen Ebenen eine Verbesserung seiner Schwierigkeiten, er konnte besser schlafen, und seine Bauchschmerzen verschwanden. Aber auch nach vielen Monaten regelmäßiger Einnahme des Mittels blieb die Neigung zur Verstopfung bestehen, und die Schulnoten verbesserten sich nicht wesentlich. Eine erstaunliche Änderung seines Zustands begann, als der Vater, der zu keiner Veränderung seines Verhaltens bereit war, wegen seiner ständigen Infekte homöopathisch behandelt wurde. Nicht nur sein Immunsystem wurde stabiler, auch seine Reizbarkeit und seine übermäßige Strenge ließen merkbar nach. Die häusliche Atmosphäre und die Vater-Sohn-Beziehung verbesserten sich, und in der Schule konnte er endlich zeigen, was in ihm steckte, weil seine Ängste sich zusehends auflösten.

Drei Jahre nach Beginn der Behandlung hatte er sich sowohl auf der körperlichen als auch auf der emotionalen und geistigen Ebene sehr zu seinen Gunsten verändert.

Aus Lycopodium, einer moosartigen Pflanze, die heute nur noch selten in freier Natur zu finden ist, wird ein homöopathisches Heilmittel hergestellt, das in der Kinderheilkunde bei den unterschiedlichsten Beschwerden eingesetzt wird. Kindern mit einer Lycopodium-Konstitution mangelt es meist an Selbstvertrauen. Obwohl sie wissen, was sie können, trauen sie sich oft nicht zu, dies auch vor anderen unter Beweis zu stellen. Deshalb haben sie in der Schule besonders vor Klassenarbeiten und Referaten große Angst. Zu Hause können sie durchaus sehr selbstbewußt wirken und sich aufspielen, in der Schule sind sie jedoch meist schüchtern und äußerst kritikempfindlich. Wenn sie vor der Klasse sprechen sollen, bringen sie vor lauter Aufregung kein Wort heraus oder versprechen sich oft. Sie sind jedoch sehr ehrgeizig und glauben, nur für gute Leistungen Liebe zu bekommen, meist weil sich der Vater oft vor allem für ihre Schulerfolge interessiert. Sie unterwerfen sich dem Druck des Vaters und haben gleichzeitig Angst, seinen Anforderungen nicht zu genügen. Später unterwerfen sie dann andere Menschen, wenn sie zum Beispiel im Berufsleben oder in einer Beziehung die Möglichkeit dazu haben.

Lampenfieber

Eine gewisse Portion Lampenfieber ist die Würze jedes Auftritts, sie gibt einen Schuß Energie, so daß man auch bei Müdigkeit eine gute Leistung bringen kann. Wer jedoch unter schwerem Lampenfieber leidet, würde lieber auf diesen »Energiekick« verzichten, als sich und seine Umgebung tagelang vor einem Auftritt verrückt zu machen. Hinter dem Lampenfieber können viele individuelle Ängste stecken, doch meist ist es die große Angst, nicht anerkannt oder abgelehnt zu werden.

Es gibt viele Möglichkeiten, Lampenfieber aufzulösen. Die schlechteste davon ist der Griff zu Alkohol oder zu chemischen Beruhigungsmitteln, die beste ist ein stabiles inneres Gleichgewicht. Wenn es sich nur um ein vorübergehendes Problem, wie zum Beispiel einen einmaligen Auftritt, handelt, reicht es völlig aus, sich mit pflanzlichen Mitteln oder Blüten-Essenzen über die Angst hinwegzuhelfen. Nimmt das Lampenfieber jedoch extreme Formen an und bleibt zum Beispiel der Schlaf nächtelang aus, bevor man ein Gedicht rezitiert, sollte man über eine tiefergreifende Behandlung nachdenken. Wahrscheinlich zeigen sich durch diesen äußeren Anlaß auch alte, nicht aufgearbeitete Ängste, die mehr Aufmerksamkeit verlangen. Solche intensiven Angstgefühle können sich mit homöopathischer Behandlung dauerhaft bessern.

Auch die geistigen Methoden zur Angstbewältigung wie zum Beispiel Meditation und autogenes Training helfen, innere Stabilität und Ruhe zu gewinnen.

Heilpflanzen

Pflanzenpräparate, die bei Lampenfieber eingenommen werden, dürfen nicht beruhigend oder ermüdend wirken, die Wirkung soll eher streßhemmend und ausgleichend sein, wie zum Beispiel bei der Kava-Kava-Wurzel oder bei der Passionsblume, denn die positive Anspannung, die sich gut auf die Leistung auswirkt, darf nicht beeinträchtigt werden. Baldrian oder Hopfen sind deshalb nicht geeignet, auch Präparate, die als Tinkturen angeboten werden, scheiden wegen ihres hohen Alkoholgehaltes aus.

Wie werden die Heilpflanzen vor einem Auftritt eingesetzt?

Bei Lampenfieber ist es durchaus angebracht, für eine kurze Zeit etwas mehr von einer Pflanze einzunehmen, als es bei einer Langzeitbehandlung sinnvoll ist. Für solch eine kurzzeitige Hochdosierung ist die Menge des Alkohols in einer Heilpflanzentinktur zu groß, er kann bei empfindlichen Menschen entweder die Symptome verstärken oder die Konzentration einschränken. Deshalb empfiehlt es sich, bei Fertigpräparaten nur Dragees zu wählen. Die Teemischungen werden in den meisten Apotheken auf Wunsch gemischt. Die hier erwähnten Aromaöle sind zum Beispiel in allen Naturkostläden erhältlich. Informationen über die Heilpflanzen und ihre Wirkungsweise finden Sie im Kapitel »Leitfaden zur Selbstbehandlung mit Heilkräutern«.

Teemischung für die Tage vor einem Auftritt

Eine Mischung aus je 10 Gramm Melissenblättern, Lavendelblüten und Johanniskraut reicht für drei Tage. Eine kleine Handvoll Kräuter wird morgens mit 1 Liter kochendem Wasser überbrüht, man läßt 5 Minuten ziehen und gießt den Tee durch ein Sieb in eine Thermoskanne. Dreimal täglich vor dem Essen eine Tasse getrunken, lindert er übermäßige Anspannung. Eine zusätzliche Tasse vor dem Schlafengehen hilft bei Einschlafproblemen.

Bei starkem Lampenfieber

Kava-Kava-Kapseln aus der Apotheke drei Tage vor dem Auftritt dreimal täglich 2 Kapseln einnehmen. Kurz vor dem Auftritt bei Bedarf mit einem der folgenden Rezepte ergänzen.

Ein Riechfläschchen bei Lampenfieber

Für die Zeit vor dem Auftritt ein kleines Medizinfläschchen mit folgender Mischung vorbereiten: 10 Tropfen Sonnenblumen- oder anderes neutrales pflanzliches Öl mit dem reinen ätherischen Öl der folgenden Pflanzen vermischen: 5 Tropfen Muskatellersalbei, 5 Tropfen Lavendel und 5 Tropfen Neroli. Diese Ölmischung zum regelmäßigen Schnuppern hilft klar, konzentriert und gesammelt zu sein.

Ein Beruhigungsbad

Vor allem bei Schlafstörungen in Zusammenhang mit einem baldigen Auftritt verhilft ein abendliches Bad mit folgender Mischung aus ätherischen Ölen zu erholsamem Schlaf:
1 halbe Tasse Honig mit 5 Tropfen Muskatellersalbei, 5 Tropfen Lavendel und 5 Tropfen Ylang-Ylang vermischen, dem nicht zu heißen Badewasser zufügen, auflösen und 20 Minuten bei geschlossener Tür baden, damit die Aromastoffe sowohl über die Haut als auch über die Atemwege einwirken können.

Energiepunktmassage bei Lampenfieber

Ein Tropfen reines Lavendelöl sanft auf dem obersten Scheitelpunkt in die Kopfhaut einmassieren und sich dabei innerlich durch einige tiefe Atemzüge sammeln. Bei innerer Anspannung ist die entsprechende Zone druckempfindlich und deshalb leicht aufzufinden. Nur so lange mit ganz vorsichtigem Druck massieren, wie es sich angenehm anfühlt. Andere ätherische Öle außer Lavendel eignen sich nicht für eine unverdünnte Anwendung auf der Haut.

Ernährungshinweise bei Lampenfieber

Honig oder Traubensaft halten den Blutzuckerspiegel hoch, wenn man aus Nervosität nichts essen kann, das ist gut für die Konzentration und entspannt die Muskulatur.

Kaltes Wasser hilft gegen Herzklopfen.
Kaffee, Alkohol und scharfe Gewürze sollten Sie jedoch meiden, da
diese die Aufregung verstärken.

Blüten-Essenzen

Bei Lampenfieber können Blüten-Essenzen sehr gut helfen, ruhig
und konzentriert zu bleiben. Jede Mischung hilft um so besser, je
passender sie auf die jeweilige Situation und Person abgestimmt ist.
Deshalb ist es wichtig, die einzelnen Blüten-Essenzen vor der Einnahme genauer zu studieren und diejenigen auszuwählen, die am
besten passen. Im Kapitel »Leitfaden zur Selbstbehandlung mit
Blüten-Essenzen« sind alle hier erwähnten Blüten-Essenzen genau
beschrieben. Ein Test auf Seite 96 f. bietet zusätzliche Sicherheit bei
der Zusammenstellung einer Mischung. Die folgenden Rezepte
können je nach individueller Gefühlslage auch erweitert werden,
dann hilft ein Handbuch über die komplette Palette der Blüten-
Mittel weiter.
Wer sich unsicher ist und wenn sehr viel vom Auftritt abhängt,
sollte man fachliche Hilfe zu Rate ziehen.

Wie werden die Blüten-Mittel vor einem Auftritt eingesetzt?

- Langzeitanwendung vor dem Auftritt:
  In den Tagen vor dem Auftritt (je nach Intensität der Angst auch
  Wochen vorher) sollten die Blüten-Essenzen 4–6mal täglich zu
  je 4 Tropfen eingenommen werden. Verschiebt sich innerhalb
  dieser Zeit die Gefühlslage, zum Beispiel von der allgemeinen
  Versagensangst zur Kopflosigkeit, sollte man die Mischung
  wechseln und die dann am besten passenden Blüten mischen.
- Akutanwendung:
  Wenn die Angst kurz vor einem Auftritt sehr stark wird, ist die
  Glas-Methode sehr wirkungsvoll: aus der Einnahmeflasche mit
  der fertigen Mischung werden 10 Tropfen in ein großes Glas mit
  stillem Mineralwasser gegeben. Davon kann man nach Möglichkeit alle 5–10 Minuten einen kleinen Schluck trinken.

Bewährte Blüten-Mischungen bei Lampenfieber

- Lampenfieber mit Schüchternheit: Mimulus, Hornbeam, Larch, Elm, Veilchen, Kürbis.
- Lampenfieber mit Zittern: Mimulus, Elm, Impatiens, Larch, Hornbeam.
- Lampenfieber mit Angst vor einem Blackout: Mimulus, Elm, Larch, Clematis, Aspen.
- Lampenfieber mit Panik: Rock Rose, Cherry Plum, Stechapfel, Hornbeam, Knoblauch.
- Lampenfieber mit sozialen Ängsten: Pine, Mimulus, Kürbis, Knoblauch, Berberitze.
- Lampenfieber aus berechtigter Angst vor dem Publikum: Holunder, Larch, Rock Rose, Elm.

Homöopathie

Wenn das Thema Lampenfieber akut und vorübergehend auftaucht, zum Beispiel vor einem wichtigen und einmaligen Ereignis, könnten Sie sich mit einem passenden homöopathischen Mittel selbst helfen.

Auch wenn Lampenfieber über das übliche Maß hinausgeht, können die genannten Mittel helfen, die Kräfte nicht schon im Vorfeld mit Angst zu vergeuden. Sie wirken um so besser, je genauer sie zum momentanen Gemütszustand passen. Zwei der wichtigsten Mittel gegen akutes Lampenfieber werden hier beschrieben. (Im Kapitel: »Selbstbehandlung mit homöopathischen Mitteln« auf Seite 122ff. wird genau beschrieben, wie man sie einnimmt.)

Wer sich mit seiner individuellen Form von Lampenfieber nicht in diesen Mittelbeschreibungen wiedererkennt, sollte fachlichen Rat suchen, denn es gibt viele unterschiedliche homöopathische Mittel, die bei diesem Problem Erleichterung bringen können. Vor allem Menschen, die an chronisch übersteigertem Lampenfieber leiden und dies aus beruflichen Gründen verändern möchten, sollten sich in professionelle Behandlung begeben, statt sich selbst zu behandeln.

Gelsemium

> »Gibt es nicht irgend etwas, das mir hilft, die fürchterliche Angst vor anderen Menschen zu überwinden, ich weiß ja, was ich will, aber wenn ich dafür einstehen muß, verliere ich völlig die Fassung.«

Eine 37jährige Arzthelferin liebte ihre Arbeit, ihre Chefin war zufrieden mit ihr, und mit den Kolleginnen kam sie relativ gut zurecht. Kam jedoch eine besondere berufliche Situation, wie zum Beispiel ein Gespräch über eine Gehaltserhöhung, litt sie an entsetzlichem Lampenfieber. Sie fühlte sich schon nach dem Aufwachen am Morgen so gelähmt, daß sie kaum aufstehen konnte. Dennoch schaffte sie es trotz größter innerer Widerstände das Haus zu verlassen. Mit einiger Verspätung tauchte sie dann zum Gespräch auf und wurde schon beim ersten Satz ihrer Chefin puterrot im Gesicht und am Hals, sie fühlte sich, als müsse sie vor Scham im Boden versinken.

Ihr Heilmittel war das homöopathische Mittel Gelsemium, der gelbe Jasmin, eins der wichtigsten Mittel gegen Lampenfieber. Es hilft schüchternen und sensiblen Menschen, die leicht rot werden, auch in ungewohnten Situationen Fassung zu bewahren.

Die wichtigsten Erkennungsmerkmale für Gelsemium sind:

• Lähmende Angst mit Schweregefühl
• Starke Gesichtsröte aus Verlegenheit
• Schwindel
• Durchfall
• Sehstörungen.

Es hilft gut bei sehr sensiblen, gefühlsbetonten Menschen, die sich dem Leben gegenüber ungeschützt fühlen.

Weitere Hinweise zu Gelsemium finden Sie im Kapitel über Examensangst auf Seite 162.

Argentum nitricum

Bei allen Ängsten, die durch kurz bevorstehende Ereignisse ausgelöst werden, kann auch Argentum nitricum, das homöopathisch aufbereitete Silbernitrat, helfen. Wenn vor wichtigen gesellschaftlichen Ereignissen oder vor Reisen die Nervosität den Schlaf raubt und die Gedanken nur noch um die Sorgen kreisen, was alles passieren kann, wird das Mittel helfen, Abstand von der Angst zu gewinnen. Es hilft gut bei pflichtbewußten und kommunikativen Menschen, die stets versuchen, ihr Bestes zu geben, und sich nie sicher sind, ob sie auch wirklich alles richtig machen. Eine innere Unrast zwingt dazu, sich zu beeilen, andererseits kann aber auch das Gefühl entstehen, aus Angst keinen Schritt mehr weiter zu wollen. Vor dem erwarteten Ereignis, es kann auch ein ganz harmloser Anlaß wie ein Theaterbesuch oder eine Geburtstagsfeier sein, wächst die Angst, zu spät zu kommen. Durchfall, Zittern oder Schwindel können die innere Unruhe begleiten.

Die wichtigsten Merkmale von Argentum nitricum in bezug auf Lampenfieber sind:

- Versagensangst
- Nervosität
- Zittern
- Angst, alles vergessen zu haben
- Angst, die Beherrschung zu verlieren
- Innere Eile.

Konstitutionstherapie bei Lampenfieber

Lampenfieber kann sich je nach Persönlichkeit völlig unterschiedlich ausdrücken. Jeder Mensch hat andere Schwachstellen, manche bekommen Magenschmerzen, manche eher Herzrasen oder weiche Knie. Das folgende Beispiel zeigt, wie durch Lampenfieber eine chronische Schwäche des Nervensystems offenkundig werden kann. Wenn schon bei einem Kind Symptome wie intensives Händezittern auftauchen, kann man davon ausgehen, daß diese Schwäche aus einer familiären Belastung stammt, denn allein die Aufregung vor einem Auftritt rechtfertigt keine solchen Beschwerden. In solch einem Fall kann die homöopathische Behandlung, wenn sie konsequent und lange durchgeführt wird, eine tiefgreifende Verbesserung des Gesamtzustandes nicht nur im Nervensystem bewirken.

»Ich habe etwas Lampenfieber, und bis auf meine Hände habe ich alles unter Kontrolle.«

Daniel fiel schon als kleiner Junge durch sein außerordentliches Talent für Sprache und Darstellung auf: Bereits mit 10 Jahren wurde er in einem großen Schauspielhaus für eine wichtige Rolle engagiert. Seine Mutter brachte ihn zur homöopathischen Behandlung, da seine Hände vor jeder Aufführung so intensiv zu zittern begannen, daß sie sich Sorgen um seine Gesundheit machte. Eine neurologische Untersuchung blieb ohne Ergebnis.
Sein Konstitutionsmittel war Mercurius, das homöopathisch aufbereitete Quecksilber. Frauen, Männer und Kinder, die dieses Mittel brauchen, haben oft die Fähigkeit, eine »gute Show« zu machen und andere mit ihrer Ausdruckskraft mitzureißen. Sie lieben es, sich darzustellen, und geben Ängste entweder nur ungern zu oder spüren sie nicht bewußt.
Das Nervensystem ist meist ihr empfindlicher Bereich, und diese Schwäche wird oft von einer Generation zur nächsten weitergegeben. Innere Anspannung und Überforderung führen dann leicht zu Symptomen wie Zittern oder Lähmungen.
Bei Daniel half das Mittel nach und nach, die Intensität seiner Beschwerden zu lindern, und er fühlte sich nicht nur auf der Bühne selbstsicherer. Als Nebeneffekt verbesserten sich auch seine Schlafstörungen und eine besondere Schwierigkeit mit dem rechten Fuß. Er konnte manchmal nicht richtig auftreten, so wie er es auch auf der Bühne mit dem »Auftreten« etwas schwerhatte. Beides legte sich durch die Behandlung, die Probleme mit dem Auftreten sowohl im Alltag als auch als Schauspieler.

Examensangst

Wer vor einer Prüfung Angst hat, kann sich auf viele Weisen helfen. Der erste Schritt zur Bewältigung einer schwierigen Hürde besteht immer darin, Kräfte zu sammeln. Wer körperlich und geistig fit ist, fühlt sich Anforderungen grundsätzlich besser gewachsen. Deshalb kann man mit vollwertiger und regelmäßiger Ernährung und einem Minimum an Sport bereits viel gegen Examensangst ausrichten. Darüber hinaus gibt es einige pflanzliche Heilmittel, die, über einige Wochen eingenommen, Ihre Kraftreserven mobilisieren und die Regeneration in den Arbeitspausen vertiefen. Auch bei leichten Ängsten wirken die genannten Heilpflanzen unterstützend und beruhigend, ohne die geistige Klarheit zu beeinträchtigen. Auch die Blüten-Essenzen haben sich als Heilmittel bei Überanstrengung und Erwartungsangst sehr bewährt. Wer sie rechtzeitig und kontinuierlich einnimmt, kann die Hürde des Examens mit größerer Leichtigkeit nehmen, natürlich immer vorausgesetzt, daß die Basis, nämlich die gute inhaltliche Vorbereitung, stimmt. Zudem können homöopathische Komplexmittel zur allgemeinen Beruhigung eingesetzt werden. Da sie aus unterschiedlichen Bestandteilen zusammengesetzt sind, wirken sie individuell verschieden. Sie sollten daher rechtzeitig ausprobieren, ob sie die gewünschte Wirkung entfalten.

Manchmal kann eine Prüfung auch latent in der Tiefe schlummernde Schreckensvisionen wecken. Alte, längst vergessene Gefühle, die mit nicht verarbeiteten Schockerlebnissen zu tun haben, werden an die Oberfläche des Bewußtseins gebracht. Diese tiefen Ängste können nicht mit Heilpflanzen und nur selten mit Blüten-Essenzen oder Komplexmitteln beeinflußt werden. Diese Ebene der Angst ist die Domäne der klassischen Homöopathie, die auf die individuelle Gesamtsymptomatik zugeschnitten ist.

Was ist bei der Behandlung von Examensangst grundsätzlich zu bedenken?

Alle Prüfungen, ob für den Führerschein oder das Staatsexamen, lösen in jedem Menschen unterschiedliche Gefühle und Verhaltensmuster aus. Manche fühlen sich besonders angespornt und positiv herausgefordert, für andere ist es ein Alptraum. Das beste Mittel gegen Prüfungsangst ist natürlich nach wie vor eine gute Vorbereitung, alle anderen Strategien wie Mogeln, das Verdrängen von mangelhaftem Können, bloßes Vertrauen aufs eigene Glück mögen vielleicht kurzfristig helfen, sie stärken aber nicht das Selbstbewußtsein. Darüber hinaus kann eine gewisse Portion Prüfungsangst dabei helfen, viel zu lernen oder zu üben. Über angstlösende Heilmittel lohnt es sich erst nachzudenken, wenn die Angst die Leistungsfähigkeit und das klare Denken behindert.

Wann sollte man sich nicht selbst behandeln?

Wenn sich im Zusammenhang mit Examensangst gesundheitliche Störungen wie zum Beispiel Herzbeschwerden, schwere Schlaflosigkeit oder extreme Erschöpfung entwickeln, sollte man mit Selbstbehandlungsversuchen keine Zeit verschenken, eine gründliche fachkundige Untersuchung und Behandlung sind bei solchen Beschwerden dringend geboten.

Heilpflanzen

Bestimmte Heilpflanzen wirken kräftigend und regenerierend, sowohl auf die körperlichen als auch auf die geistigen Fähigkeiten. Sie helfen, gerade während der Examensvorbereitung, das Beste zu geben, ohne sich völlig ausgelaugt zu fühlen. Andere Pflanzenzubereitungen sind eher für die Anwendung bei ängstlichen Vorgefühlen geeignet. In jedem Fall wirken Heilpflanzen am besten, wenn sie als Kur über mehrere Wochen eingenommen werden. Bei akuten Ängsten kurz vor einem Examen gelten die Rezepte für Lampenfieber, die Sie auf Seite 149 f. finden. Alle Kräuteranwendungen können mit den Blüten-Mitteln und homöopathischen Heilmitteln kombiniert werden

Ginseng

Die Wurzel der Ginseng-Pflanze enthält Wirkstoffe, die sowohl die körperliche als auch die geistige Belastungsfähigkeit steigern. Ginseng wirkt streßmindernd und ausgleichend auf das vegetative Nervensystem, indem er bei Erschöpfung aufmuntert und bei Nervosität beruhigt. Eine Kur mit Ginseng zeigt schon nach einigen Tagen ihre positive Wirkung auf die Leistungsfähigkeit, sie sollte nicht länger als 4 Wochen dauern. Wer jedoch panisch, überdreht und sehr reizbar ist, sollte keinen Ginseng nehmen. Die beste Form, Ginseng zu sich zu nehmen, ist die Einnahme des reinen Pulvers, 2–3x täglich eine Messerspitze.

Taigawurzel

Aus der Taigawurzel wird ein Extrakt hergestellt, der nicht nur das Immunsystem stärkt, sondern auch das Durchhaltevermögen steigert. Eine mehrwöchige Kur hilft besonders bei überdrehten und erschöpften Menschen, die sich durch viel Lernen und wenig Schlaf verausgabt haben. Bei schwerer geistiger und körperlicher Erschöpfung nimmt man 2x täglich einen Eßlöffel vor dem Essen ein. Taigawurzel hebt das Leistungs- und Konzentrationsvermögen und hilft auch dabei, sich nach einem Examen wieder schneller zu erholen.

Weizen

Wer vor einem Examen an Konzentrationsschwäche und Vergeßlichkeit leidet, dem hilft es, täglich einen Tee aus gekochtem und gesüßtem Weizen zu trinken. Man kocht eine Handvoll Weizenkörner, am besten in Naturkostqualität, in einem Liter Wasser eine $^1/_2$ Stunde lang aus, fügt nach dem Abkühlen auf Trinktemperatur Honig hinzu und hält die Flüssigkeit in einer Thermoskanne warm. Von diesem Tee trinkt man tagsüber immer wieder eine Tasse, wer mag, gibt einen Spritzer frischen Zitronensaft dazu. Dieses Rezept baut die geistigen Kräfte auf und erhöht die Konzentration.

Kava-Kava

Sobald die ersten Angstgefühle das Lernen ernsthaft behindern, hilft es, täglich einige Kapseln der Kavawurzel einzunehmen. Sie wirkt zwar beruhigend, macht aber nicht müde oder gleichgültig. Kava-Kava wird in unterschiedlichen Stärkegraden hergestellt, wer unter erheblichen Ängsten leidet, sollte die stärkste Zubereitungsart wählen und die Höchstdosis einnehmen, das ist für eine begrenzte Zeitspanne unproblematisch. Weitere Informationen über diese Heilpflanze finden Sie auf Seite 51.

Passiflora

Bei nervöser Unruhe vor dem Examen hilft es oft, kontinuierlich einen Extrakt aus Passionsblumenblättern einzunehmen. Das milde Beruhigungsmittel, das als Fertigpräparat erhältlich ist, beeinträchtigt bei Einhaltung der Dosierung nicht die Konzentrationsfähigkeit.

Blüten-Essenzen

Jede Prüfungssituation kann auch bei normalerweise selbstsicheren und ausgeglichenen Menschen Verhaltens- und Denkmuster auslösen, die nichts mit der Realität der Prüfung selbst zu tun haben. Die Blüten-Essenzen helfen dann dabei, sich wieder ganz auf die innere Kraft und Sicherheit zu besinnen. Auch während des Examens können die richtig ausgewählten Blüten enorme Hilfe geben, um Ruhe und Konzentration zu bewahren. Von den vorgeschlagenen Blüten sollte man nach Möglichkeit die jeweils am besten passenden auswählen, die ausführlichen Beschreibungen der einzelnen Blüten finden Sie im Kapitel »Ängste heilen mit Blüten-Essenzen«.

Bewährte Blütenmischungen vor dem Examen:

- Übertriebene Anforderungen an sich selbst: Rock Water, Crab Apple, Pine.
- Erschöpfung: Oak, Hornbeam, Elm, Olive.
- Starke innere Anspannung: Cherry Plum, Holly, Impatiens.
- Schlafstörungen: White Chestnut, Impatiens, Cherry Plum.
- Lernstörungen: Chestnut Bud.
- Pessimismus vor einer Prüfung: Ackergauchheil, Gorse, Larch.
- Konzentrationsmangel: White Chestnut, Clematis.
- Verzweiflung durch Überforderung: Sweet Chestnut, Elm, Oak.

Bewährte Mischungen bei Angst vor dem Examen:

- Versagensangst: Pine, Mimulus, Larch, Gentian.
- Angst vor Überforderung: Hornbeam, Mimulus, Rock Rose, Star of Bethlehem, Olive.

Bewährte Mischungen während des Examens:

- Panik im Examen: Rock Rose, Larch, Cherry Plum, Engelwurz, Knoblauch.
- Mißtrauen gegen den Prüfer: Holly, Berberitze.
- Stottern im mündlichen Examen: Cherry Plum, Impatiens, Mimulus, Larch, Knoblauch.
- Schüchternheit in Gruppenprüfungen: Veilchen, Larch.

Wie werden die Blüten-Mittel angewendet?

In der Zeit vor einem Examen ist es sehr hilfreich, rechtzeitig eine unterstützende Mischung aus Blüten-Essenzen einzunehmen. Wer emotionalen Schwierigkeiten vorbeugt, kann die geistige Leistungskraft einfach besser entfalten, schläft und regeneriert sich besser und kann auch die tatsächlichen Schwierigkeiten realistischer einschätzen.

Stehen vor allem die Angstgefühle vor dem Examen im Vordergrund, ist es wichtig herauszufinden, welche Vorstellungen über sich selbst und die Prüfungssituation dahinterstecken. Je genauer man sich mit seinen jeweiligen Befürchtungen versteht, desto besser kann man die entsprechenden Blüten für sich heraussuchen. Man konzentriert sich bei der Auswahl der Blüten auf die Gefühle, die am deutlichsten im Vordergrund stehen, und wählt fünf entsprechende Blüten aus. Alle hier aufgezählten Blüten-Mittel sind auf den Seiten 73 bis 93 genauer beschrieben, im Zweifel können Sie die weiterführende Literatur hinzuziehen. Wem es zu schwerfällt, die passenden Blüten für sich selbst zu finden, sollte sich rechtzeitig um fachliche Hilfe bemühen, bevor zu viel kostbare Zeit verstrichen ist.

Hinweise zu Auswahl und Dosierung der Blüten siehe Kapitel »Leitfaden zur Selbstbehandlung mit Blüten-Essenzen«.

Homöopathie

Bei examensbedingten Beschwerden kommen die drei unterschiedlichen Heilungswege der Homöopathie in Betracht: die symptombezogenen Einzelmittel in Tiefpotenzen, die Komplexmittel und bei tiefgreifenden Ängsten die auf der Basis der Gesamtperson ausgewählten Hochpotenzen. Wie sie wirken und wie sie angewendet werden, steht ausführlich im Kapitel »Ängste heilen mit Homöopathie«.

Tiefpotenzen bei Examensangst

Als Unterstützung im Examen kommen viele unterschiedliche homöopathische Einzelmittel in Betracht, die hier nicht alle aufgeführt werden können. Einige besonders häufig mit Erfolg verwendete Mittel werden hier jedoch genauer vorgestellt.

Gelsemium

»Ob das wohl gutgeht?« Das Unsicherheitsgefühl vor der Prüfung
wächst von Tag zu Tag. Auf der Suche nach emotionaler Unterstützung werden lange Gespräche geführt, Aufmunterung und Be-
stätigung werden immer wichtiger. Allein die Vorstellung, mutter-
seelenallein vor der Prüfungskommission zu stehen, lähmt jeden
Versuch, weiter zu lernen, und morgens fällt es schwer, aus dem
Bett zu kommen. Am besten wäre es, jemand käme mit und hielte
einem die Hand. Schwindelgefühle behindern die Konzentration,
die Hände beginnen zu zittern, und zum guten Schluß kommt kurz
vor dem angesetzten Termin auch noch eine Durchfallerkrankung
dazu. Die Angst zu versagen bestimmt das ganze Denken, und man
fühlt sich von der ganzen Welt verlassen. Erschöpfung und Vergeßlichkeit machen sich breit, und man möchte am liebsten alles hin-
werfen und weglaufen. Wer vor einer Prüfung in solch einen Zustand gerät, sollte rechtzeitig einige Gaben des homöopathischen
Mittels Gelsemium einnehmen, um sich zu stabilisieren.
Die wichtigsten Merkmale des Arzneimittelbildes von Gelsemium
finden Sie auf Seite 153 im Kapitel über Lampenfieber.

Acidum picrinum

Die Zeit vor der Prüfung hat alle Kräfte aufgebraucht. Schon Wochen vor dem Termin fühlt man sich völlig verausgabt und bekommt berechtigte Angst, den kommenden Anforderungen nicht
gewachsen zu sein. Die Konzentration und das Gedächtnis lassen von Tag zu Tag nach, und die gelernten Fakten geraten mehr
und mehr durcheinander. Eine gewisse Lethargie macht sich breit,
und auch körperlich fühlt man sich müde und schwer. Man hat das
Gefühl, daß es sich nicht mehr lohnt, in solch einem Zustand zur
Prüfung zu gehen, und die Angst wächst mit dem Grad der Erschöpfung. In dieser Lage hilft das homöopathische Mittel Acidum
picrinum, es löst die inneren Blockierungen und weckt die Reser-
ven, wenn zu intensive geistige Arbeit die mentalen Kräfte ange-
griffen hat.

Acidum picrinum sollten Sie nehmen, wenn Sie folgende Symptome an sich beobachten können:

- Geistige Erschöpfung nach äußerster Anstrengung
- Konzentrationsmangel
- Gefühl, einen Riesenkopf zu haben
- Antriebslosigkeit
- Gleichgültigkeit
- Konfusion durch Überanstrengung.

Silicea

Um eine richtig perfekte Prüfung hinzulegen, müßte einfach noch mehr Zeit zur Vorbereitung sein. Es fehlen noch so viele wichtige Details, die schriftliche Präsentation könnte noch ausgefeilter sein, und die Kleiderfrage ist noch nicht befriedigend gelöst. Um keinen Preis möchte man sich eine Blöße geben, die Arbeit soll 150 % gut sein und das Erscheinungsbild wie aus dem Ei gepellt, denn das gute Ansehen und das Lob der Prüfer sind sehr wichtig. Den Titel, für den man so viel gearbeitet hat, will man um jeden Preis bekommen, weil er nach außen die eigene Tüchtigkeit dokumentiert. Doch die Angst vor der Prüfung wächst, denn man fürchtet abgelehnt zu werden, man fühlt sich furchtbar bei der Vorstellung, durch die Prüfung zu fallen, weil man sich ausmalt, was die Prüfer dann wohl von einem denken werden. Gegen diese quälende Angst hilft dann kein Trost und kein Beistand, sondern nur verbissene Arbeit bis zur letzten Minute, nur so lassen sich die Ängste etwas überspielen. Vor allem wenn familiäre oder gesellschaftliche Anerkennung von einer bestandenen Prüfung abhängen, kann man sich in solch einen Zustand hineinsteigern. Das passende homöopathische Mittel ist Silicea, es hilft dabei, sich unabhängiger von der Meinung anderer zu fühlen, und mildert deshalb die Angst.
Silicea sollten Sie deshalb nehmen, wenn Sie folgende Symptome an sich beobachten können:

- Körperliche oder geistige Müdigkeit
- Mangel an Selbstvertrauen und Schüchternheit

- Sehr hoher Anspruch an sich selbst
- Überempfindlichkeit und Reizbarkeit
- Abneigung gegen Bücher
- Verlangen nach Zuwendung
- Abmagerung.

Wie werden die Tiefpotenzen angewendet?

Die angegebenen Mittel nimmt man in der Potenzierung zwischen C6 und C30 ein. Es ist nur sinnvoll, sie bei Examensängsten anzuwenden, wenn es eine sehr große Übereinstimmung zwischen den beschriebenen geistigen und emotionalen Zuständen und dem eigenen Befinden gibt. Beachten Sie bitte unbedingt die Hinweise zur Selbstbehandlung im »Leitfaden zur Selbstbehandlung mit Homöopathie«. Wer sich in den Mittelbeschreibungen nicht eindeutig wiedererkennt oder sich unsicher ist, sollte fachlichen Rat suchen.

Komplexmittel bei Examensangst

Wer vor einem Examen eine vorübergehende Unterstützung gegen Nervosität braucht, kann auch ein homöopathisches Komplexmittel einnehmen. Im Kapitel »Leitfaden zur Selbstbehandlung mit Homöopathie« auf Seite 125 stelle ich Ihnen verschiedene Komplexmittel mit den entsprechenden Hinweisen zur Selbstbehandlung vor. Komplexmittel sollte man einige Wochen vor einer Prüfung ausprobieren, um sich Klarheit über die tatsächliche Wirkung zu verschaffen, die individuell durchaus verschieden sein kann. Tritt innerhalb weniger Tage keine deutliche Verbesserung ein, sollten Sie die Mittel nicht weiter nehmen.

Die hier vorgestellten Mittel sind eine Auswahl aus zahlreichen Komplexmitteln gegen Ängste, sie enthalten keine Hochpotenzen, das heißt, daß keine unkalkulierbaren Reaktionen zu erwarten sind. Sie können zur Linderung von Angstsymptomen für eine begrenzte Zeit eingenommen werden, sie sind frei verkäuflich, und die Dosierung entnehmen Sie bitte der Packungsbeilage.

- Zur Beruhigung auch bei Schlafstörungen: Dormi-Gastreu-Tropfen oder dysto/loges-Tabletten.
- Bei Angst: Psy-stabil-Tropfen.
- Bei Unruhe und Nervosität: Zincum valerianum-Hevert-Tropfen.

Konstitutionstherapie bei Examensangst

Vor allem für Menschen, die immer wieder mit examensähnlichen Situationen konfrontiert sind, zum Beispiel in einer längerdauernden Hochschulausbildung, lohnt sich eine Behandlung, die auf eine tiefergreifende Veränderung abzielt. Dann ist es sinnvoll, nicht nur eine tieferwirkende Arznei einzusetzen, sondern auch eine unterstützende Begleitung bei der Behebung der zugrundeliegenden Schwierigkeiten in Anspruch zu nehmen.

So bat zum Beispiel eine Musikstudentin um Unterstützung, weil sie bei jedem Vorspielen vor ihrem Professor vor lauter Aufregung falsch spielte. Beim Üben zu Hause, wenn er ihr nicht über die Schulter schaute, saß sie entspannt vor dem Flügel und spielte ihre Stücke fehlerlos. Auch wenn sie vor großem Publikum spielen sollte, war sie tagelang nervös, aus Angst, sich wieder zu verspielen. Sie war von ihrem Temperament her eher zurückhaltend und sensibel, wohlmeinende Kritik war für sie kein Problem, strenge Zurechtweisungen und abfällige Bemerkungen brachten sie jedoch aus dem Gleichgewicht.

Sie bekam als Konstitutionsmittel Calcium Carbonicum, ein homöopathisches Präparat aus der Austernschale. Ihre Probleme verschwanden dadurch keineswegs wie Schnee an der Sonne, denn hinter der Angst vor ihrem Professor steckte ein traumatisches Kindheitserlebnis. Ihr Vater hatte sie als Kind gezwungen, vor formell wichtigen Gästen schwierige Stücke perfekt zu spielen, mit der Begründung, dies sei für das Ansehen der Familie wichtig. Aus Liebe zum Vater versuchte sie, dieser Aufgabe gerecht zu werden, trotz heftiger innerer Widerstände. Die Ansprüche des Vaters waren in gewisser Weise immer noch aktuell, da er sich ständig in ihre Ausbildung einmischte und sie finanziell von ihm abhängig war.

Ihre Examensangst hatte also tiefere Gründe als die Probleme mit dem unfreundlichen Professor. Da das Konstitutionsmittel nicht schnell genug half, nahm die Klientin vor jedem Auftritt zusätzlich Bach-Blüten-Essenzen. Eine auf sie persönlich zugeschnittene Mischung aus verschiedenen Blüten gegen Angst, Unsicherheit, Wut und Konzentrationsmangel half ihr, beim Vorspielen und auf Konzerten ihr ganzes Können zu zeigen. Nach drei Jahren Konstitutionstherapie veränderte sie eine weitere belastende Situation in ihrem Privatleben und distanzierte sich auch innerlich mehr von ihrem Vater. Ihre Angst ist bis heute nicht ganz verschwunden, aber auf ein erträgliches Maß geschrumpft. Vor ihren Konzerten nimmt sie zur Sicherheit die Bach-Blüten-Mischung, so kann sie während des Spielens ihre Angst ganz vergessen.

Panikattacken

Situationen, die man als beengend empfindet, wie der Gang durch ein volles Kaufhaus oder das Warten vor der Supermarktkasse, können bei manchen Menschen eine Panikattacke auslösen. Es gibt jedoch viele unterschiedliche Situationen, die zu einer Panikreaktion führen können, doch meist liegt der Panik eine tiefere Ursache zugrunde als der akute Auslöser.

Menschen, die unter Panikattacken leiden, haben häufig schwere Schicksalsschläge erlebt. Oft finden sich in ihrer Biographie Verluste oder Trennungen von Menschen, die ihnen sehr viel bedeutet haben. Auch existentielle Sorgen oder die Angst vor dem Verlust der persönlichen Sicherheit können Panikattacken hervorrufen. Der tiefe Ursprung der Angst stammt meist aus frühen unverarbeiteten Erlebnissen, wie Vernachlässigung, Verlust, Überforderung, Gewalt oder Mißbrauch.

Woran erkennt man eine Panikattacke?

Panikattacken können von sehr unterschiedlichen Symptomen begleitet sein. Die meisten Menschen klagen über Schwindel oder Ohnmachtsneigung, Atemnot oder Herzschmerzen. Auch Schweißausbrüche und Sehstörungen oder Kribbeln und Taubheitsgefühl in den Händen und Füßen können einen Anfall einleiten. Manche reagieren mit Übelkeit und Durchfall oder mit Schwächegefühl in den Gliedern, auch ein Spannungsgefühl in den Gesichtsmuskeln kann auftreten.

Diese körperlichen Reaktionen sind immer begleitet von unangenehmen Empfindungen, wie zum Beispiel dem Gefühl, die Kontrolle über sich zu verlieren. Man fürchtet, in Ohnmacht zu fallen oder sogar zu sterben. Viele bekommen auch Angst, womöglich verrückt zu werden, denn dieser Zustand läßt sich nicht durch Vernunft oder Selbstdisziplin beeinflussen.

Wie verlaufen Panikattacken in der Regel?

Innerhalb weniger Minuten steigern sich die Symptome zu einem Höhepunkt und klingen dann von allein wieder ab. Nach ungefähr 20 Minuten sind die akuten beängstigenden Empfindungen meist verflogen, nur selten dauert es ein bis zwei Stunden, bis wieder eine gewisse Ruhe einkehrt.

Obwohl eine Panikattacke ein äußerst intensives inneres Erlebnis ist, kann es sein, daß Außenstehende nichts bemerken. Viele, die schon länger unter diesen Zuständen leiden, versuchen schon beim ersten Anflug einer Attacke, alles mögliche zu tun oder Ausreden zu erfinden, um ihren Zustand zu verbergen.

Kommen auch körperliche Ursachen in Frage?

Wer zum ersten Mal eine Panikattacke erlebt, läßt vielleicht aus Angst vor einem Herzinfarkt einen Krankenwagen rufen, im Krankenhaus ist die Attacke jedoch längst abgeklungen. Aus Mangel an objektiv feststellbaren Symptomen heißt dann meist die Diagnose: »Sie sind völlig gesund.«

Viele Spezialisten werden auf der Suche nach den vermeintlichen körperlichen Ursachen der erschreckenden Symptome ohne Erfolg bemüht. Leider wird die richtige Diagnose meist gar nicht oder sehr spät gestellt, denn die Erfahrungen mit diesem Krankheitsbild sind immer noch relativ gering. Erst seit wenigen Jahren gibt es in der Medizin festgelegte Kriterien, um die Diagnose »Panikattacke« stellen zu können. Die typischen Symptome können Ähnlichkeiten mit denen verschiedener anderer Erkrankungen haben. Durch sorgfältige Untersuchung am Herzen, an der Schilddrüse oder an der Lunge können sie jedoch zweifelsfrei ausgeschlossen werden.

Wie wirken chemische Arzneimittel bei Panikattacken?

Viele, die an Panikattacken leiden, halten sich für körperlich krank. Diese Selbsteinschätzung wird oft auch von den untersuchenden Ärzten unterstützt. Denn selbst ohne einen organischen Befund werden öfter Betablocker gegen die Herzbeschwerden oder Schilddrüsenmittel gegen Unruhe verschrieben. Solche Arzneien können Panikattacken nicht positiv beeinflussen, sondern bringen das labile innere Gleichgewicht oft noch mehr ins Schwanken.

Wer wegen Angstgefühlen chemische Beruhigungsmittel oder Psychopharmaka einnimmt, geht je nach Präparat das Risiko unterschiedlicher Nebenwirkungen und emotionaler, aber auch körperlicher Abhängigkeit ein. Diese Arzneimittel können die Symptome der Angst überdecken, aber das Seelenleben nicht wieder ins Lot bringen.

Können Panikattacken gefährlich sein?

Die Diagnose »Panikattacke« wird oft gar nicht oder erst sehr spät gestellt. Das ist nicht ungefährlich, denn Angstzustände können der Beginn einer psychischen Abwärtsspirale sein. Die Angst vor den Symptomen kann dazu führen, daß alle Lebenssituationen, in denen sie jemals aufgetreten sind, zukünftig gemieden werden, wie zum Beispiel dichte Menschenmengen auf Großveranstaltungen oder in vollen Zügen, Warteschlangen oder Verkehrsstaus. Viele ziehen sich deshalb mehr und mehr vom Leben zurück, sie müssen Einladungen und Reisen absagen oder kündigen ihre Arbeitsstelle, wenn sie nicht mehr wissen, wie sie ihren Alltag trotz der Attacken bewältigen sollen. Manche verlassen nicht mehr das Haus und verlieren ihre sozialen Kontakte. Für andere entwickelt sich eine Angstspirale, die mit der absoluten Unfähigkeit endet, ihr Leben selbst zu bestimmen. Viele begeben sich dann in große Abhängigkeit von Verwandten oder ihren Partnerinnen oder Partnern, ohne deren Begleitung sie keinen Schritt mehr tun können und die sie keine Minute mehr allein lassen dürfen.

Welche Botschaft liegt in der Sprache der Panik-Symptome?

»Ganz plötzlich fängt mein Herz an zu rasen, mir wird übel, ich muß dann ganz tief atmen und bekomme das Gefühl, daß in meiner Brust etwas zugedrückt wird. Ich habe dann Angst, in Ohnmacht zu fallen oder die Kontrolle zu verlieren. Das passiert vor allem, wenn viele Menschen um mich sind, ich kann deswegen weder Straßenbahn fahren noch im Flugzeug sitzen aus Angst, daß es dann wieder passiert.«

Diese 30jährige Buchhändlerin litt schon seit 8 Jahren an Panikattacken, als sie in homöopathische Behandlung kam. Sie hatte ihren Alltag durch einige Vermeidungsstrategien so eingerichtet, daß sie mit ihren Symptomen leben konnte. Eine berufliche Veränderung brachte sie jedoch so sehr aus dem Gleichgewicht, daß die Panikattacken für sie bedrohliche Ausmaße annahmen.

Allein der Begriff Panikattacke zeigt deutlich, daß es hier nicht nur um Angst geht. Eine Attacke ist ein aggressiver Vorgang, plötzlich und gewaltsam bricht etwas hervor. Der innere Aufruhr hängt sehr deutlich nicht nur mit lähmender Angst, sondern auch mit impulsiver Wut zusammen, die sich hier auf verdeckte Weise äußert. Die meisten Menschen, die unter Panikattacken leiden, haben große Schwierigkeiten, Wut offen zu zeigen, meist können sie sie noch nicht einmal in ihrem Inneren spüren. Sie glauben von sich, nie wütend zu sein. Hinzu kommt eine weitgehende Selbstentfremdung, die sich deutlich in den Symptomen zeigt. Gefühle von Unwirklichkeit oder nicht mehr bei sich zu sein zeigen, daß im Leben allgemein eine Situation eingetreten ist, mit der man innerlich nicht in Einklang ist. Die Realität oder sogar das Leben selbst scheint sich aufzulösen. Dahinter kann sich der Wunsch verbergen, einer momentanen Situation zu entfliehen. Mit dem Symptom der Selbstentfremdung kann sich auch ein altes Problem bemerkbar machen, denn oft zeigt sich bei der Aufarbeitung der Panikattacken, daß es im Leben tatsächlich Situationen gab, in denen es zur Selbsterhaltung nötig war, der Realität zu entfliehen.

Die Angst, die verhaltene Wut und das Gefühl, sich selbst fremd zu sein, ergeben eine brisante Mischung, die nur Schritt für Schritt aufgelöst werden kann. Als die oben zitierte Klientin zur ersten Konsultation kam, schilderte sie ausführlich ihre aktuelle berufliche Situation. Sie war in eine neue Abteilung versetzt worden, der neue Chef stellte hohe Ansprüche, denen sie sich nicht gewachsen fühlte. Er machte ihr Angst, und sie fühlte sich, wie sie selbst sagte, ihm gegenüber »ohnmächtig«. Ihre Panikattacken nahmen von

Monat zu Monat zu, und sie suchte dringend Abhilfe. Ihre größte Angst war es, ohnmächtig zu werden, worin sich ihr aktuelles Ohnmachtsgefühl deutlich widerspiegelte.

An diesem Beispiel wird deutlich sichtbar, wie sehr die körperliche und die emotionale Ebene miteinander verknüpft sind, obwohl zunächst einmal fast alle, die so einen Anfall zum erstenmal erleben, in ihm ein rein körperliches Problem vermuten.

Selbstbehandlung bei Panikattacken

Der Arzneimittelschatz der Naturheilkunde bietet auch bei Panikattacken verschiedene Möglichkeiten zur Unterstützung bei der Heilung. Wer jedoch hofft, mit ein paar Tropfen solche schwerwiegenden seelischen Alarmsignale aus der Welt schaffen zu können, liegt falsch. Zubereitungen aus Kräutern zum Beispiel können nur die Reizschwelle zum Ausbruch der Attacken etwas senken. Blüten-Essenzen für den akuten Fall dagegen helfen dabei, auch die Heftigkeit der Attacken abzumildern und sie schneller abklingen zu lassen. Wer jedoch mehr will als etwas Erleichterung, sollte sich auch auf mehr einlassen, als Kräuter oder Blüten-Mittel zu konsumieren, wenn es mal wieder ganz schlimm kommt. Dauerhafte Verbesserung auf körperlicher und emotionaler Ebene erreicht man, je mehr man sich mit den Ursachen der Beschwerden beschäftigt. Auf die individuelle Problematik zugeschnittene Blüten-Mischungen helfen über die Erste Hilfe hinaus, den Alltag positiv zu verändern und wieder an innerer Stärke zu gewinnen. Je intensiver die Panikbeschwerden sind, desto eher sollte man eine homöopathische Behandlung in Erwägung ziehen, denn diese leitet einen Prozeß ein, der weit über die Behebung der Symptome hinausgeht und dabei hilft, auch tiefe innere Wunden und ihre Folgen zu heilen. Besonders bei länger bestehenden Panikstörungen helfen die im letzten Teil »Wege zu sich selbst, Wege aus der Angst« beschriebenen Selbsthilfemethoden wie Meditation und Traum-Tagebuch wieder mehr zu sich selbst zu finden, die eigene Kraft zu spüren und unliebsame Gefühle zu akzeptieren und zu transformieren.

Was ist bei der Behandlung von
Panikattacken zu beachten?

Vor einer Selbstbehandlung sollten gesundheitliche Störungen wie Vergiftungen, Allergien, Hormonstörungen, Nerven- oder Herzerkrankungen ausgeschlossen werden, dazu genügt in der Regel eine einfache ärztliche Routineuntersuchung. Wer bereits Psychopharmaka oder Beruhigungsmittel nimmt, sollte sie nicht abrupt absetzen, denn unter Umständen auftretende Entzugserscheinungen können die allmähliche Besserung durch die Naturheilmittel überlagern. Naturheilmittel und chemische Beruhigungsmittel oder Psychopharmaka haben keine bekannten Wechselwirkungen, sie können parallel verwendet werden. Wer die chemischen Mittel nach einer deutlichen Besserung des Befindens allmählich weglassen möchte, kann eventuelle Entzugserscheinungen gezielt mit Naturheilmitteln auffangen.

Wann sollte man sich nicht selbst behandeln?

Wer aufgrund äußerer Umstände eine schnelle Besserung wünscht, zum Beispiel vor einem sehr wichtigen beruflichen Ereignis, sollte keine Zeit mit längeren Selbsthilfeversuchen verschenken, sondern sich selbst wichtig nehmen und professionelle Hilfe suchen. Hat man später mehr Sicherheit im Umgang zum Beispiel mit Blüten-Essenzen gefunden, kann man immer noch in aller Ruhe die unterschiedlichen Möglichkeiten zur Selbsthilfe studieren.

Wer das Gefühl hat, psychisch in Gefahr zu sein und auch im privaten Umfeld keine Unterstützung bekommen kann, sollte sofort professionelle Hilfe suchen. Hinweise zur Wahl einer Therapeutin oder eines Therapeuten für Homöopathie oder Psychotherapie finden Sie auf Seite 219 ff.

Heilpflanzen

Die sanfte Kraft der Pflanzenmedizin reicht nicht aus, um eine akute Angstkrise aufzulösen. Als langfristige Unterstützung bei der Sammlung der inneren Kräfte können manche Pflanzen jedoch hilfreich sein, das Niveau des Angstpegels zu senken. Die folgenden Pflanzenheilmittel dienen deshalb vor allem zur inneren Stärkung, wenn man sich vor einer Situation fürchtet, in der man schon einmal eine Panikattacke erlebt hat. Die pflanzlichen Angstlöser helfen deshalb auch denen, die ihre Panikattacken schon längst überwunden haben, aber immer noch Angst haben, sie könnten in bestimmten Situationen wiederkommen. Wer jedoch dauerhafte Heilung für immer wiederkehrende Panikattakken sucht, findet bei den Heilpflanzen allein keine ausreichende Unterstützung.

Kava-Kava

Vor allem die hochkonzentrierten Zubereitungen aus der Kava-Wurzel bewirken nach einer gewissen Einnahmezeit eine Beruhigung des vegetativen Nervensystems und der Gemütsverfassung. Wie alle Wurzelheilmittel stärken sie die innere Standhaftigkeit und mobilisieren die Kraftreserven. Kava-Kava eignet sich zur Langzeiteinnahme, denn es macht nicht abhängig (siehe auch Beschreibung auf Seite 51).

Johanniskraut

Aus Johanniskraut wird auch ein hochkonzentriertes Präparat hergestellt, das den Pegel der Angstgefühle senken kann, wenn man es über eine gewisse Zeit einnimmt. Vor allem, wenn die Angst mit Niedergeschlagenheit gepaart ist, hilft das Johanniskraut wieder Licht am Horizont zu sehen (siehe auch Beschreibung auf Seite 50).

Blüten-Essenzen

Zur Unterstützung des Heilungsprozesses bei Panikattacken haben sich die Blüten-Essenzen auf zwei Arten bewährt. Zum einen schwächen sie die Intensität akuter Panikanfälle ab und dienen deshalb als Stütze, wenn man sich mit angstbesetzten Situationen konfrontieren muß. An einem Fläschchen mit Blüten-Essenzen kann man sich »festhalten«, wenn man in die Höhle des Löwen geht und weiß: falls ich Angst bekomme, habe ich hier etwas, was mir über das Schlimmste hinweghilft. Zum andern helfen Blüten-Essenzen bei der Lösung der Konflikte und der Heilung der seelischen Verletzungen, die den Panikattacken zugrunde liegen.

Wählen Sie aus den vorgeschlagenen Blüten-Essenzen fünf bis sieben Mittel aus, die am besten zu Ihrer momentanen Situation und Ihrer Gefühlslage passen. Kurzporträts der einzelnen Blüten sowie eine Anleitung zur Auswahl, Zubereitung und Dosierung finden Sie im Kapitel »Ängste heilen mit Blüten-Essenzen«.

Erste-Hilfe-Mischung bei Panikattacken

Diese Mischung kann man während einer Panikattacke so lange einnehmen, bis die Beschwerden abklingen: Aspen, Impatiens, Rock Rose, Cherry Plum, Star of Bethlehem.

Die folgenden Mittel können als Ergänzung hinzugefügt werden:

- Bei Luftnot: Yerba Santa.
- Bei Schwindel und Ohnmachtsgefühl: Clematis.
- Bei Zittern und Schwäche: Knoblauch.
- Bei Angst, verrückt zu werden: Cherry Plum, Stechapfel.
- Bei Angst zu sterben: Engelwurz.

Nehmen Sie alle 1–2 Minuten 4 Tropfen aus Ihrer Einnahmeflasche entweder direkt auf die Zunge oder geben Sie 10 Tropfen aus Ihrer Einnahmeflasche in ein Glas Wasser und trinken Sie alle 1–2 Minuten einen kleinen Schluck.

Autosuggestion in Kombination mit der Erste-Hilfe-Mischung

Die Wirkung der Erste-Hilfe-Mischung kann man auf mentale Art und Weise verstärken, indem man sie mit Autosuggestion, also mit bestärkenden Botschaften an sich selbst, verbindet. Die Autosuggestion ist eine Form der Selbstunterstützung, die hilft, mit akuten Ängsten fertig zu werden, sie ersetzt keine Therapie. Wählen Sie aus den folgenden Sätzen denjenigen aus, der Ihnen am besten gefällt:

- »Ich vertraue meiner inneren Kraft.«
- »In mir sind Stärke und Mut.«
- »Ich vertraue meiner inneren Führung.«
- »Meine Seele ist geschützt.«

Sie können auch einen eigenen Satz zur Bestärkung Ihres Mutes erfinden. Es ist allerdings wichtig, keine negativen Formulierungen zu wählen wie zum Beispiel: »An dieser furchtbaren Angst werde ich schon nicht sterben«, sondern: »In mir ist Ruhe und die Kraft zum Leben.«

Mischung bei Angst vor dem Alleinsein

Diese Mischung hilft, wenn Menschen, die unter Panikattacken leiden, aus Angst vor einem Anfall nicht allein sein wollen. Man sollte sie schon in Vorbereitung auf die Zeit einnehmen, in der man allein sein wird:
- Cerato, Heather, Knoblauch, Rock Rose, Holly.

Blüten-Essenzen für mehr Vertrauen

Menschen, die schon lange unter Panikattacken leiden, scheuen sich oft, professionelle Hilfe in Anspruch zu nehmen. Falls der Grund für diese Zurückhaltung mit übersteigertem Mißtrauen gegenüber fremder Hilfe zu tun hat, kann die folgende Mischung helfen, ein realistisches Maß an Vertrauen gegenüber den guten Absichten anderer zu entwickeln:

- Holly, Berberitze, Mimulus, Holunder.

Blüten-Mischung für ein Anti-Panik-Training

Wer einmal einen Panikanfall erlebt hat, hat es schwer, ihn wieder zu vergessen. Auch der Körper erinnert sich an die angstauslösende Situation, deshalb neigt jeder dazu, solche Situationen nach Möglichkeit für immer zu meiden. Wer wieder ein normales Leben führen möchte, muß deshalb immer wieder trainieren, die Angst vor der Angst zu überwinden. Nur so kann man die erlebten Gefühle wieder vergessen. Die folgenden Blüten-Mischungen helfen dabei, sich bewußt der Angst zu stellen.

- Bei Angst vor der Angst: Engelwurz, Rock Rose, Cherry Plum, Knoblauch, Aspen.
- Bei Angst in der Menschenmenge: Mais, Berberitze, Johanniskraut, Mimulus.

Blüten-Mischungen für die Langzeiteinnahme

- Bei Angst ohne erkennbaren Anlaß: Aspen, Johanniskraut, Engelwurz, Rock Rose.
- Bei Angst aus Überforderung: Elm, Oak, Olive Hornbeam, Larch.
- Bei Existenzangst: Berberitze, Larch, Kürbis.
- Bei Angst nach schweren Verlusten: Stechapfel, Star of Bethlehem, Heather, Holunder.
- Bei Angst nach seelischen Verletzungen: Arnika, Johanniskraut, Frauenmantel, Star of Bethlehem.
- Bei sozialen Ängsten: Mimulus, Knoblauch, Berberitze, Pine.

Blüten-Mischungen für die Identitätsstärkung

- Wenn man mehr nach dem Herzen leben möchte: Ackergauchheil.
- Wenn man nach außen eine falsche Person darstellt: Agrimony.
- Wenn man zu hohe Anforderungen an sich stellt: Cerato.

- Wenn man zuviel für andere arbeitet: Centaury.
- Wenn man sich der eigenen Identität nur wenig bewußt ist: Veilchen.

Diese Blüten können Sie auch in Kombination mit einer Blüten-Mischung zur Langzeitbehandlung einnehmen. Bitte beachten Sie jedoch die Hinweise zur Auswahl auf den Seiten 94 bis 97.

Homöopathie

Die Homöopathie hat sich bei der Behandlung von Panikattacken sehr bewährt. Es gibt zwar keine bestimmten Mittel, die eine beginnende Attacke einfach stoppen können, aber die Wirkung der auf die Person zugeschnittenen homöopathischen Konstitutionsmittel ist so tiefgreifend, daß Häufigkeit und Intensität der Attacken schon sehr bald nachlassen. Auf lange Sicht ist eine Beschwerdefreiheit ohne weitere Einnahme der Heilmittel möglich.

Tiefpotenzen und Komplexmittel bei Panikattacken

Homöopathische Mittel in tiefen Potenzierungen, die sogenannten Tiefpotenzen, und aus ihnen hergestellte Mischpräparate, die sogenannten Komplexmittel, eignen sich nicht zur Behandlung von Panikattacken. Ihre Wirkung bezieht sich auf die Behandlung vorübergehender und eher oberflächlicher Beschwerden, die tiefergehenden Ursachen der Panikattacken erreichen sie nicht. Erfahrungen haben gezeigt, daß die Tiefpotenzen die Symptome der Attacken verändern können, jedoch nur im Sinne einer Verlagerung des Problems und nicht im Sinne einer tiefgehenden Heilung. Aus diesen Gründen ist es nicht ratsam, Panikattacken in Selbstbehandlung mit tiefpotenzierten homöopathischen Mitteln zu behandeln.

Konstitutionstherapie bei Panikattacken

Alle, die unter Panikattacken leiden, erleben individuell ganz unterschiedlich ausgeprägte Beschwerden. Diese individuellen Symptome, die begleitenden Gefühle, das Allgemeinbefinden und die derzeitige Lebenssituation spielen bei der Auswahl eines passenden homöopathischen Konstitutionsmittels eine wesentliche Rolle. Ein Heilmittel wirkt dann am besten, wenn es genau auf den einzelnen zugeschnitten ist. Deshalb erfordert eine solche Behandlung nicht nur Erfahrung auf seiten der Homöopathinnen und Homöopathen, sondern oft auch Geduld und die Bereitschaft zur guten Zusammenarbeit auf seiten der Patientinnen und Patienten, bis die optimale Arznei gefunden ist. Die beiden folgenden Beispiele sollen verdeutlichen, wie unterschiedlich ein Heilungsprozeß bei Panikattacken mit homöopathischen Konstitutionsmitteln verlaufen kann. (Siehe auch das Kapitel »Hinweise für die homöopathische Konstitutionsbehandlung«.)

Ein Heilungsweg bei Panikattacken durch Grenzüberschreitung und Überforderung

»Erst fängst mein Herz an zu rasen und ich bekomme einen Kloß hier in der Brust, dann wird mir übel, und ich hab das Gefühl, als würde mir einer die Kehle zudrücken. Meistens fange ich dann auch noch an zu hyperventilieren.«

Seit einigen Monaten litt die 32jährige Verkäuferin an Panikattacken und ängstlicher Erwartungsspannung vor der Arbeit. Ihre momentane Lebenssituation erlebte sie als sehr belastend, sie machte sich große Sorgen um ihre Existenz, denn sie befürchtete einen Bruch ihrer Beziehung. Mit ihrem Lebenspartner gab es viel Streit, sie war wütend und überfordert, vor allem, weil er versuchte, allen Auseinandersetzungen auszuweichen. Sie hätte gern eine Familie gegründet, traute ihm jedoch nicht zu, daß er mehr Verantwortung als bisher tragen könne.

Inzwischen hatte sie große Angst vor den Anfällen entwickelt, da der erste so heftig gewesen ist, daß der Notarzt sie ins Krankenhaus einwies. Vor allem enge Räume konnte sie nicht mehr ertragen, so daß sie sich Sorgen machte, ob sie weiterhin arbeiten gehen könne. Dazu kamen erhebliche Ängste vor Gesprächen mit Kunden, die sie im Geschäft beraten mußte.

Sie bekam als erstes das homöopathische Mittel Argentum metallicum. Beim nächsten Gesprächstermin zeigte sich, daß ihr Zustand unverändert war. Nun mußte ein besseres Mittel für sie gefunden werden. Sie erzählte bei dieser Gelegenheit, unter welchen Umständen es zur ersten Panikattacke gekommen war. Ihre Mutter, zu der sie eine enge Verbindung hatte, kam zu Besuch. Die Gespräche drehten sich wie so oft um die Krankheiten der Mutter. Die Mutter mischt sich gern in die Angelegenheiten der Tochter und »weiß immer alles besser«. Sie beansprucht sogar den Platz des Lebensgefährten im Schlafzimmer. Die Klientin erinnerte sich, daß sie ziemlich wütend war über ihre Mutter, aber aus Rücksicht nichts sagen wollte. An diesem Abend kam die erste und schlimmste Panikattacke, bei der sie solche Todesängste litt, daß man den Krankenwagen für sie holte.

Sie bekam nun das Mittel »Argentum nitricum«. Zwei Wochen später berichtete sie von einigen Veränderungen: sie hatte weniger Herzklopfen und weniger Engegefühle. Sie wurde schneller wütend, hatte aber wenig Energie, war lustlos und deprimiert. Sie meinte: »Das Verdrängen hat nun aufgehört.« Sie berichtete in diesem Zusammenhang auch von ihrem unnahbaren Vater, der zu plötzlichen Gewaltausbrüchen neigte, vor denen sie sich als Kind sehr gefürchtet hatte.

Nach fünf Wochen kam sie zum nächsten Gespräch und berichtete, daß keine Panikattacken mehr aufgetreten seien. Die Angst bei der Arbeit und die Angst vor zuviel Verantwortung seien jedoch noch da. Sie setzte sich ein Ziel für die Zukunft: Sie wollte die »Dinge unter einem anderen Blickwinkel sehen« und ihr Selbstbewußtsein stärken.

Zwei Monate später kam sie zum nächsten Termin. Die Anfälle waren nicht wieder aufgetaucht, es ging ihr insgesamt viel besser, auch wenn sie sich beruflich noch sehr unsicher fühlte. Weil sie unter Magenbeschwerden litt, bekam sie die nächste Gabe des Heilmittels.

Eine weitere Sitzung nach wiederum zwei Monaten ergab eine weitere Stabilisierung. Vor allem in ihrer Firma fühlte sie sich sicherer als je zuvor. Es wurden keine weiteren Termine verabredet.

Nach sechs Wochen meldete sie sich jedoch, weil es ihr nicht gutging. Sie war schwanger und litt unter permanenter Übelkeit. Sie machte sich wieder Sorgen um die Zukunft und hatte Angst vor der Geburt. Wieder bekam sie eine kleine Dosis ihres Heilmittels, und die Beschwerden verschwanden kurz darauf.

Kurze Zeit später heiratete sie ihren Lebensgefährten, er suchte eine besser bezahlte Arbeit. Eine gewisse Angst vor der Geburt blieb bis zuletzt, aber alles verlief ohne Probleme für sie und das Kind. Die Dinge entwickelten sich so, wie sie es sich gewünscht hatte, auch die Beziehung zur Mutter veränderte sich zum Positiven, da sie sich besser abgrenzen konnte.

An diesem Beispiel wird deutlich, wie Panikattacken durch viele unterschiedliche Komponenten entstehen. In der Vorgeschichte finden sich eine anklammernde, bedürftige Mutter und ein ängstigender Vater. Beide konnten ihr keine echte emotionale Sicherheit geben, so hatte sie gleichzeitig Angst vor der Welt und das Gefühl, alle Verantwortung für sich allein tragen zu müssen. Schon als kleines Mädchen wagte sie es aus Angst vor Liebesverlust nicht, Wut und Enttäuschung zu äußern, und wählte die Strategie, tüchtig und brav zu sein. Als erwachsene Frau mußte sie mit diesen Eigenschaften in ihrer Liebesbeziehung auf Dauer scheitern. Erst als sie lernte, Ärger auszudrücken und ein Übermaß an Verantwortung abzugeben, kam die Beziehung wieder ins Gleichgewicht. Ihre Ängstlichkeit blieb als Lebensthema, aber je stärker sie sich fühlte und je mehr sie ihre Ziele erreichte, desto weniger konnte die Angst ihr Leben bestimmen.

Ein Heilungsweg bei Panikattacken durch traumatische Erlebnisse

> »Ich fühle mich, als würde ich im Gefängnis sitzen und habe Angst, da raus zu gehen.«

Wer schon früh schwere Verluste erleben mußte, entwickelt oft eine Neigung zu tiefen Ängsten. Vor allem Kinder, die nach traumatisierenden Erlebnissen emotional nicht gut versorgt und getröstet wurden, verlieren das Vertrauen in die Welt und in sich selbst. Wenn dann später noch andere Schocks dazukommen, kann es zu schweren psychischen Krisen kommen, in denen auch Angst eine große Rolle spielt. Die Panikattacken tauchen, wie das folgende Beispiel zeigt, dann auf, wenn die Zeit zur Veränderung einer chronisch unerträglichen Situation überfällig ist.

Die 39jährige Anwaltsgehilfin kam wegen Panikattacken und Depressionen in homöopathische Behandlung. Die Anfälle, in Verbindung mit Schwindel und Todesangst, kamen mehrmals in der Woche, sie war so erschöpft, daß sie schon innerlich mit dem Leben abgeschlossen hatte. Nur die Verantwortung für ihre zwei kleinen Töchter gab ihr noch die Kraft, nicht aufzugeben.

Sie lebte in einer Ehe mit einem ungeliebten Mann, den sie aus Angst vor dem Alleinsein und vor finanzieller Not nicht zu verlassen wagte. Die Panikattacken hatten begonnen, nachdem kurz hintereinander sowohl ihre leiblichen als auch ihre Pflegeeltern gestorben waren. Sie berichtete von ihrer Geschichte: »Meine Mutter wurde während der Schwangerschaft von ihrem Geliebten verlassen, und ich kam nach der Geburt in eine Pflegefamilie. Gegen meinen Willen kam ich nach einigen Jahren zu meiner leiblichen Mutter und zum Stiefvater. Dort wurde ich links liegengelassen. Schon zu der Zeit hatte ich eine unermeßliche Angst davor, verlassen zu werden.« Sie kapitulierte innerlich vor den Wünschen der Erwachsenen, unterdrückte alle Aggressionen und entwickelte als Überlebensstrategie eine übergroße Fügsamkeit.

Zu Beginn der Behandlung litt sie, abgesehen von den Panikattacken, noch unter einer Phobie vor Schlangen und Spinnen. Sie hatte extreme Angst, verlassen zu werden und zu sterben.

Sie bekam eine Gabe Lac caninum, eine homöopathische Aufbereitung der Hundemilch. Dieses Mittel brachte eine sofortige Veränderung ihres Zustands. Zunächst bekam sie Kopfschmerzen und mußte sich mit Grippe ins Bett legen und viel schlafen. Danach fühlte sie sich wie neugeboren. Sie dachte viel über die Frauen in ihrer Familie nach, die immer »kapituliert« hatten. Im Alltag und vor allem im Beruf war sie aggressiver und reagierte direkter, ohne Frustrationen lange anzusammeln.

Drei Wochen nach der Mitteleinnahme waren immer noch keine Panikattacken aufgetreten. Sie erlebte einen Energieschub und dachte weniger an das, was andere wollten. Sie empfand ihre Lebenssituation als »überfällig für die Veränderung«, aber sie spürte auch deutlich, wie sie einerseits aus der Ehe ausbrechen wollte, andererseits jedoch das Alleinsein noch zu sehr fürchtete.

Viele Monate lang kam sie einmal monatlich zum Gespräch, und es war deutlich, wie sie nach und nach selbstbewußter und mutiger wurde. Die Situation war für sie jedoch nicht leicht zu lösen, da sie sich überfordert fühlte, die Kinder allein aufzuziehen und ganztags arbeiten zu gehen.

Die Panikattacken waren völlig verschwunden, seit sie sich mit ihren tiefen Ängsten bewußt auseinandersetzte. Die depressiven Verstimmungen tauchten nur noch kurzzeitig und mit nachlassender Intensität auf.

Ihre Geschichte ist voller traumatischer Erfahrungen, die sie in eine Spirale der Angst und der Resignation führten. Ihr kindliches Identitätsgefühl hatte durch die Unterordnung unter die Wünsche der Erwachsenen sehr gelitten. Ihre Angst vor dem Verlust des Selbst zeigte sich auch in der Angst vor dem Tod. Andererseits trug diese Todesangst auch eine Komponente der Lust am Tod in sich. Sie zeigte auf verschlüsselte Weise die Aggression, die nicht nach außen dringen durfte und die sich deshalb gegen sie selbst richtete.

Der Tod der wichtigsten Bezugspersonen in ihrem Leben führte nicht zur tiefen Trauer oder zur Depression, sondern zum Ausbruch der Panikattacken, hier zeigte sich einerseits die Angst allein zu sein und andererseits auch all die unterdrückte Wut auf ihre leiblichen und ihre Pflegeeltern sowie auf ihren lieblosen Ehemann.

Ihre Angst zu leben und ebenso ihre Angst zu sterben hatten ihre Lebenskraft blockiert. Wut, Angst und Verwirrung brachen in den Panikattacken wie Lava aus einem Vulkan hervor.

Vor der homöopathischen Behandlung hatte sie in einer Klinik eine Spezialtherapie zur Angstbewältigung begonnen. Mit Methoden aus der Verhaltenstherapie sollten dort ihre Blockaden aufgelöst werden. Das Training zur Überwindung von Phobien erlebte sie als neues Trauma, da sie sich, wie schon so oft in ihrem Leben, in einer Situation wiederfand, in der sie gegen ihren Willen tun sollte, was andere von ihr forderten.

Die homöopathische Arznei löste die Blockierung ihrer Lebenskraft allmählich auf, und sie lernte, ihre Gefühle besser zu akzeptieren. Nach und nach kam die Trauer um alles Erlebte hervor, und mit dem Fluß der Tränen beruhigte sich auch ihre innere Anspannung.

Um traumatische Erfahrungen zu verarbeiten, die so lange zurückliegen und die Grundfesten der Persönlichkeit so sehr erschüttert haben, braucht es viel Zeit. Oft ist zusätzliche therapeutische Unterstützung notwendig, um wieder zu sich selbst zu finden. Doch Heilung entwickelt sich nie gradlinig von der Einnahme des Mittels bis zum glücklichen, märchenhaften Ende. In einem zyklischen Prozeß wechseln sich Vergangenheitsbewältigung und aktuelle Lebensfragen ab.

Zwei Jahre nach Beginn der Behandlung war sie auch in Belastungssituationen beschwerdefrei und hatte Kraft und Mut gefunden, in ihrem Privat- und Berufsleben stärker für sich einzutreten.

Phobien

Was sind Phobien?

Wer bei der Fahrt durch einen Tunnel Schweißausbrüche und Atemnot bekommt oder beim Anblick einer Maus schreiend aus dem Zimmer flieht, leidet an einer Phobie. Obwohl keine wirkliche Gefahr droht, fühlt man sich von unkontrollierbarer Angst überwältigt, die erst wieder vergeht, wenn die vermeintliche Bedrohung vorbei ist. Fast jeder Mensch reagiert auf bestimmte Dinge oder Situationen leicht phobisch, wie zum Beispiel die Menschen, die kein Blut sehen können oder die ungern von hohen Türmen nach unten schauen, auch die Furcht vor Spinnen ist so weit verbreitet, daß wir sie fast als »normal« empfinden. Wenn die Angst vor bestimmten Tieren oder Situationen jedoch sehr stark ist, verbirgt sich dahinter meist ein tiefergehendes seelisches Problem.

Mit den meisten Phobien läßt es sich gut leben, solange sich die Begegnung mit dem Objekt der Angst vermeiden läßt. Wer im Tunnel Panik bekommt, wählt eine Umgehungsstraße, und wer kein Blut sehen kann, arbeitet nicht als Rettungssanitäter. Schwierig wird es erst dann, wenn die Firma ins 17. Stockwerk eines Bürohochhauses umzieht und eine Mitarbeiterin mit Klaustrophobie gezwungenermaßen zwischen ihrem Job und der Kapitulation vor ihren Ängsten wählen muß.

Woher kommen die Phobien?

> »Ich brauche eine Schlange nur im Fernsehen zu sehen, dann ist für mich die Sendung gelaufen. Schlangen sind für mich einfach unerträglich.«

Phobien können nach einem unverarbeiteten Schreckerlebnis als dauerhaftes Problem zurückbleiben. Nach einem schweren Unfall können manche Menschen eine Angst vor dem Autobahnfahren zurückbehalten, oder nach einem Hundebiß in der Kindheit bleibt die Angst vor Hunden bis ins hohe Alter bestehen.

Die meisten Phobien lassen sich jedoch nicht so leicht erklären. Die unterschiedlichen Richtungen der Psychologie haben verschiedene Theorien, die das Phänomen aus unterschiedlichen Blickwinkeln zu erklären versuchen. Alle sind sich darüber einig, daß die Angst vor Schlangen zum Beispiel nicht durch eine tatsächliche Gefahr ausgelöst wird. Die Schlange hat im Falle der obenzitierten Frau eine symbolische Bedeutung, die ihr selber nicht klar ist. Das ist bei allen Menschen mit scheinbar grundlosen Phobien so, denn wenn die Ursache für die Phobie klar wäre, hätte diese ja ihre Existenzberechtigung verloren, denn die Phobie will ja auf ein verborgenes Problem aufmerksam machen. Eine Theorie der Tiefenpsychologie besagt, daß die Dinge, die wir in der Außenwelt fürchten, Aspekte unserer geheimsten Wünsche sind, die wir nur nicht wahrhaben wollen. Nach dieser Vorstellung sehnt diese Frau sich unbewußt nach dem, was eine Schlange für sie symbolisiert. Das könnte zum Beispiel die Fähigkeit sein, zuzubeißen und giftig zu sein, wenn eine Gefahr droht. Tatsächlich war es so, daß die Patientin sehr tüchtig und freundlich war, ohne sich gegen Ausbeutung und Grenzüberschreitung zu wehren, etwas mehr »Biß« hätte ihr zu mehr Respekt verholfen.

»Was andere Leute schon angefaßt haben, möchte ich nicht auch noch anfassen, das ist doch unhygienisch.«

Diese Frau litt unter einer großen Angst vor Bakterien, ihr Alltag wurde von der Sorge um Sauberkeit sehr bestimmt. Sie mochte nur mit äußerstem Widerwillen fremde Toiletten benutzen und ekelte sich vor Türklinken, die von anderen Menschen außer ihr selbst berührt wurden. Nach der Theorie, daß hinter Angst auch Lust stecken kann, läßt sich ihr Verhalten folgendermaßen erklären: Die Bakterien waren für sie die »Inkarnation des Drecks«. Sie war Anfang des Jahrhunderts in einem katholischen Kinderheim aufgewachsen, selbstverständlich wurde dort allen heranwachsenden Mädchen nicht nur peinliche Sauberkeit als hohe Tugend vermittelt, sondern auch alles, was annähernd mit Sexualität zu tun hatte, streng verboten. Als erwachsene Frau verbrachte sie relativ viel Zeit mit dem Saubermachen ihrer Wohnung, jedoch ohne panisch auf eventuelle Bakterien zu reagieren. Die Bakterienphobie begann, als sie die sexuelle Beziehung zu ihrem Ehemann wegen einer Ehekrise beendete. Sie verdrängte zwar ihre sexuellen Bedürfnisse, aber in ihrem Inneren blieb die unerfüllte Sehnsucht. Die verdrängte Lust brachte getreu der klassischen tiefenpsychologischen Theorie die Phobie vor Bakterien hervor, denn insgeheim wünschte sie sich den »Dreck«, den sie nach außen hin fürchtete.

Doch mit dieser Erklärung allein wird dieser Frau mit Sicherheit unrecht getan, denn eine Phobie deutet immer auch auf tatsächliche aktuelle oder länger zurückliegende Ängste hin. Eine Bakterienphobie oder ein übertriebener Ekel vor Dreck könnten auch auf einen gewissen Ekel vor sich selbst hindeuten. Die »schmutzigen« Bakterien werden ersatzweise für etwas vermeintlich Schmutziges an sich selbst weggewischt. Viele Frauen, die sexuelle Grenzüberschreitung oder sexuelle Gewalt erlebt haben, entwickeln zum Beispiel solch einen Ekel vor sich selbst. Hinter einer Phobie steckt also keineswegs immer nur versteckte Lust, sondern oft auch ein verdrängtes seelisches Trauma.

Die körperbezogenen Phobien

»Ob das wohl Krebs ist? Können Sie mal nachsehen, was ich hier am Hals habe?«

Kaum zu glauben, aber es war wirklich nur ein dicker Mückenstich, der diesen kerngesunden Mann schon beim ersten Ertasten aus der Ruhe brachte. Viele Menschen leiden unter Ängsten in bezug auf ihren Körper, ohne wirklich körperlich krank zu sein. Sie denken auch schon bei ganz kleinen körperlichen Beschwerden an tödliche Krankheiten wie Krebs oder Aids.

Besonders weitverbreitet sind Phobien, die sich auf das Herz beziehen, weil es so offenkundig eng mit der Gefühlswelt verbunden ist. Gerade bei Angst spüren die meisten Menschen, wie ihr Herz lauter und schneller klopft. Der Brustraum kann sich dann eng oder bedrückt anfühlen, manchen fällt es auch schwer, Luft zu bekommen. Sogar echte Herzschmerzen können durch intensive Gefühle ausgelöst werden. Viele glauben dann zunächst, sie seien herzkrank, und sie fürchten sich vor einem Infarkt. Oft konsultieren sie viele Spezialisten, weil es ihnen so schwerfällt, zu glauben, daß ihr Herz, rein organisch betrachtet, völlig gesund ist. Viele nehmen sogar Medikamente ein, weil es ihre Angst vor einer Herzkrankheit beruhigt.

Solche körperbezogenen Phobien entstehen oft durch schwere emotionale Belastung, vor allem wenn es nur schwer möglich ist, sich schwach, empfindsam oder ängstlich zu zeigen. Menschen, die sich gezwungen fühlen, nach außen stets Stärke und Unerschütterlichkeit zu demonstrieren, neigen dazu, ihre Lebensängste oder ihren Seelenschmerz zu verdrängen und sich ersatzweise vor körperlichen Krankheiten zu fürchten.

Wie entstehen körperbezogene Phobien?

Sicherlich ist es nie rein zufällig, warum manche ständig an die Möglichkeit eines Herzinfarkts denken, während andere sich eher vor einem Hirntumor fürchten. Sicherlich spielen auch hier mehr unbewußte Gefühle als wirkliche Gefährdung eine Rolle. Die körperbezogenen Phobien drücken oft symbolisch aus, wo der Mensch seine größte Schwäche oder Verletzbarkeit erlebt. Oft hängen die Ängste in bezug auf bestimmte Krankheiten auch mit der Familiengeschichte zusammen, so zum Beispiel bei einer jungen Frau, deren Eltern kurz nacheinander an einer schweren Nierenerkrankung starben, als sie noch ein Kind war. Sie selbst wurde danach bei allen Erkrankungen, die ihre Nieren eventuell betreffen könnten, äußerst sensibel. Wenn bei einer einfachen Blasenentzündung die Behandlung nicht sofort wirkte, wurde sie panisch. Einerseits hatte sie natürlich Sorge um ihre körperliche Gesundheit, andererseits erinnerte sie die eigene Krankheit an den Tod ihrer Eltern und die damit verbundene Schockerfahrung. Deshalb half es ihr auch nichts, rein verstandesmäßig zu wissen, daß keine wirkliche Gefahr für ihre Gesundheit bestand. Die wenigsten Menschen wissen jedoch, woher ihre Angst vor einer Krankheit kommt.

Sollte man Phobien so schnell wie möglich loswerden?

Phobien entstehen aus tiefen inneren Ängsten und unverarbeiteten seelischen Verletzungen. Wenn sich ein verborgener Seelenschmerz als Phobie ausdrückt, zeigt dies meistens, daß eine hohe innere Schutzmauer die ursprünglichen Gefühle verbirgt. Manchmal ist es für die Betroffenen viel zu aufwühlend und verunsichernd, sich mit alten Ängsten und seelischen Schmerzen zu beschäftigen, vielleicht brauchen sie ja gerade alle Kraft, um den Alltag zu bewältigen. Die Lösung dieses Problems muß deshalb nicht darin bestehen, mit Nachdruck die verborgenen Ursachen seiner Phobien zu erforschen. Manchmal kann es viel besser sein, für die momentane private oder berufliche Situation Rückenstärkung zu bekommen. Schon eine allgemeine emotionale Stabilisierung kann zum Rückgang der Phobien führen.

Wer bekommt eine Phobie durch seelische Belastung und wer nicht?

> »Mein Mann war bei dem Unfall doch auch dabei, wieso kann ich jetzt nicht mehr Autobahn fahren, und er setzt sich einfach wieder ans Steuer?«

Warum werden manche Menschen damit fertig, wenn sie verletzt, geängstigt, überfordert oder schockiert sind und fühlen sich nach einer gewissen Verarbeitungsphase wieder mit sich und der Welt im reinen? Warum werden andere durch die gleichen äußeren Einflüsse dauerhaft seelisch belastet und von Angst geplagt? Warum schütteln die einen Trennungsschmerz nach einer gewissen Zeit von sich ab und andere entwickeln nach dem gleichen Erlebnis eine Bindungsphobie? Warum können es manche ertragen, wenn ihr Herz bei Aufregung laut klopft, und warum glauben andere dann, ihre letzte Stunde habe geschlagen?
Die Phobie offenbart eine tiefe innere Unsicherheit, sie zeigt, daß schon der Grundstein des gesunden Selbstvertrauens und des Vertrauens in die Welt nicht richtig gelegt wurde. Wer phobisch reagiert, hat meist als Kind zu wenig Sicherheit und Orientierung

bekommen und fühlt sich dadurch auch als Erwachsener latent unsicher und ungeborgen.

Eltern, die selber verunsichert und ängstlich sind, können ihre Kinder nicht ausreichend schützen und in ihrem Selbstwert bestätigen. Wenn diese Kinder erwachsen werden, können sie sich selbst nicht genug Schutz und Selbstbestätigung geben, denn nur wer von den Eltern emotionalen Rückhalt bekommen hat, entwickelt später auch selbst inneren Rückhalt.

Heilmittel bei Phobien

Heilkräuter sind für die Behandlung von Phobien nicht geeignet, leichte Beschwerden kann man jedoch mit Hilfe von Blüten-Essenzen gut in Selbsthilfe behandeln. Mit der richtigen Mischung kann man akute Angstgefühle mildern, und eine Langzeitbehandlung hilft, alte Seelenwunden zu heilen. Bei intensiven Phobien, die die Lebensqualität schon über längere Zeit einschränken, ist die Homöopathie die Therapie der Wahl unter den Naturheilverfahren. Eine Behandlung mit homöopathischen Konstitutionsmitteln kann die Chance für eine tiefgreifende und dauerhafte seelische Veränderung eröffnen.

Was ist bei der Selbstbehandlung von Phobien grundsätzlich zu beachten?

Es ist wichtig, sich nicht unter Druck zu setzen, die Symptome möglichst schnell loszuwerden, sondern mit Zeit und Aufmerksamkeit für sich selbst auf eine Veränderung hinzuarbeiten. Weil Selbstvertrauen und Mut im Umgang mit der Welt nicht über Nacht wachsen können, ist es wichtig, bei der Heilung einer Phobie Geduld mit sich selber zu haben.

Wann sollte man sich bei Phobien nicht selbst behandeln?

Wer unter schweren Phobien leidet, sollte sich nicht selbst behandeln, sondern fachliche Hilfe suchen. Je intensiver die Beschwerden sind, desto wichtiger ist die Begleitung beim inneren Veränderungsprozeß, die über die fachlich gekonnte Verschreibung passender Heilmittel hinausgeht.

Blüten-Essenzen

Sowohl bei der Meisterung akuter angstbesetzter Situationen als auch bei der langfristigen Überwindung von Phobien geben die Blüten-Mittel Unterstützung. Mit einer gutgewählten Mischung ist es möglich, Schritt für Schritt mutiger und selbstbewußter zu werden. Die Blüten-Essenzen fördern das natürliche Bestreben der Psyche, aus alten Ängsten herauszuwachsen.

Wer sich entschieden hat, seine Phobie zu überwinden, sollte der Angst immer wieder mutig in die Augen sehen, denn es hilft nicht, nur ein paar Tropfen einzunehmen und in Sicherheit abzuwarten, was von allein geschieht. Für solche Übungssituationen, und natürlich auch für überraschende, unfreiwillige Mutproben, wenn zum Beispiel der Aufzug eines Tages wirklich steckenbleibt, gibt es spezielle Mischungen aus Blüten-Essenzen. Bei akuter Panik geben sie ein Gefühl von mehr Gelassenheit und Schutz und helfen so, die Lage zu meistern.

Blüten-Mittel helfen auch dann, wenn keine aktive Mitarbeit bei der Angstüberwindung möglich ist, zum Beispiel bei kleinen Kindern, bei Altersverwirrten oder geistig behinderten Menschen.

Die Zubereitung und Anwendung der Blüten-Essenzen habe ich auf den Seiten 99 bis 101 genau erklärt. Eine genaue Beschreibung der nun folgenden Mittel finden Sie im Kapitel »Leitfaden zur Selbstbehandlung mit Blüten-Essenzen«.

Wie verläuft eine langfristige Blüten-Behandlung bei Phobien?

Wer auf Dauer Phobien überwinden möchte, sollte für längere Zeit eine Mischung aus Blüten-Essenzen wählen, die genau auf die individuellen Bedürfnisse zugeschnitten ist. Die vorgeschlagenen Mischungen können deshalb durch solche Essenzen ergänzt werden, die für die jeweilige Gefühlslage geeignet sind. Wer sich dafür entscheidet, seine Ängste in kleinen Schritten zu überwinden, nimmt die passende Mischung so lange ein, bis sich beim Üben Erfolge einstellen. Oft tauchen während eines solchen inneren Wachstumsprozesses unerwartet immer wieder neue Gefühle auf, dann sollte auch die Mischung entsprechend verändert werden.

Gibt es auch Hilfe für den »Sprung ins kalte Wasser«?

Die oben beschriebene langfristige und schrittweise Überwindung von Phobien muß nicht für jeden der richtige Weg sein. Manchmal ist es leichter, sich sprichwörtlich einfach kopfüber ins kalte Wasser zu stürzen und die Phobie mit einem kurzen und heftigen Befreiungsschlag zu besiegen. In diesem Fall gibt es zwei Möglichkeiten, die Blüten-Essenzen einzusetzen. Entweder man nimmt sie einige Tage vor dem geplanten Ereignis regelmäßig ein, oder man nimmt sie nur in dem Moment, in dem man am liebsten einen Rückzieher machen möchte. Für diesen Fall deponiert man ein Fläschchen in der Tasche; wenn man sie dann gar nicht gebraucht hat, kann man sich um so mehr freuen.

Wie kann man die Blüten-Mittel als Ergänzung zu anderen Phobie-Behandlungen einsetzen?

Die Blüten-Essenzen können bei akuten Angstkrisen als zusätzliche Hilfe mit allen anderen Therapieformen kombiniert werden, zum Beispiel während einer homöopathischen Langzeitbehandlung. Blüten-Mittel vertragen sich auch mit allen anderen Heilmitteln, dennoch ist es nicht sinnvoll, mehrere Therapiemethoden über längere Zeit parallel anzuwenden.

Bewährte Mischungen in akuten Angstkrisen

Wenn hier mehr als fünf Blüten genannt werden, sollten Sie die individuell am besten passenden für sich auswählen. Die detaillierten Beschreibungen der einzelnen Mittel finden Sie auf den Seiten 73 bis 93.

Eins der bewährtesten Blüten-Rezepte ist die sogenannte Notfallmischung; sie besteht aus einer in vielen Notfallsituationen erprobten Mischung aus fünf Blüten-Mitteln und wird als fertige Mischung angeboten. Es ist natürlich auch möglich, sie selber zusammenzustellen. Diese Mischung hilft sehr gut in allen angstbesetzten Krisensituationen. (Mehr über die Notfalltropfen, ihre Zubereitung, Anwendung und Dosierung auf Seite 68)

- Die traditionelle Notfallmischung: Rock Rose, Mimulus, Cherry Plum, Impatiens, Star of Bethlehem.
- Als Ergänzung der Notfallmischung bei akuten Ängsten:
  Sweet Chestnut, wenn Verzweiflungsgefühle in der Angst mitschwingen.
  Holly bei innerer Anspannung, Schwindel und Wut.
  Johanniskraut bei nächtlichen Ängsten und dem Gefühl der Verlorenheit.
  Engelwurz bei Todesangst.
  Stechapfel bei extremer Panik.

Blüten-Mischung bei Bakterienphobie

Wer sich sehr leicht durch Schmutz gestört fühlt oder sehr oft das Bedürfnis hat, sich zu waschen, und wer Dinge als schmutzig oder ekelhaft empfindet, wenn andere sie berührt haben, kann die folgende Mischung über einen längeren Zeitraum einnehmen:

- Crab Apple, Mimulus, Pine, Star of Bethlehem.

Blüten-Mischung bei Flugangst

Wer unter Flugangst leidet, kann sich mit einer Blüten-Mischung helfen, wenn sie rechtzeitig eingenommen wird, das heißt mindestens 2–3 Tage vor dem Flug. Bei einer guten Mischung gegen Flugangst kommt es auch darauf an, zu verstehen, wovor man eigentlich genau Angst hat: Ist es die Angst abzustürzen, die Angst vor den vielen Menschen oder die Angst vor dem Eingeschlossensein? Je nachdem, wo der Schwerpunkt des Problems liegt, kann man bestimmte Blüten hinzufügen (siehe Beschreibung der einzelnen Blüten auf den Seiten 73 bis 93).

- Die Standardmischung besteht aus: Rock Rose, Mais, Mimulus, Cherry Plum, Engelwurz.

Blüten-Mischungen bei Herzphobie

- Bei akuten Beschwerden im Herzbereich ohne organische Ursache ist die folgende Mischung empfehlenswert: Cherry Plum, Holly, Impatiens, Rock Rose, Star of Bethlehem.
- Bei chronischen Herzbeschwerden ohne organische Ursache kann die folgende Mischung über einen längeren Zeitraum eingenommen werden: Agrimony, Mimulus, Oak, Rock Water, Star of Bethlehem, Yerba Santa.

Blüten-Mischung bei sozialen Phobien

Alle, die in der Öffentlichkeit unter großer Angst leiden, sich zu blamieren, und deshalb zum Beispiel vermeiden vor einer Gruppe zu sprechen, mit anderen zu essen oder an Aktivitäten mit anderen Menschen teilzunehmen, leiden unter einer sogenannten sozialen Phobie. Viele ziehen sich auf Dauer in ihr Privatleben zurück, um den unerträglichen Ängsten aus dem Weg zu gehen, mit der Gefahr der persönlichen Isolation und vielfältiger beruflicher Probleme. Die folgenden Blüten-Essenzen helfen hier vor allem, den Kreislauf der Angst zu durchbrechen und geben Unterstützung beim Training, sich wieder mit der Welt zu konfrontieren. Anhand der Beschreibungen der Blüten auf den Seiten 73 bis 93 sollten die fünf am besten passenden Blüten ausgewählt werden:
Cherry Plum, Elm, Gentian, Hornbeam, Impatiens, Knoblauch, Larch, Mimulus, Star of Bethlehem, Veilchen.

Ergänzende Blüten für alle Phobien

- Aspen hilft, wenn man sich allgemein ängstlich, dünnhäutig und ungeschützt fühlt, es hilft auch bei Angst vor Geistern oder im Dunkeln.

- Cerato ist wichtig für diejenigen, die sich zu sehr an anderen orientieren und mehr Zugang zu ihren eigenen Wünschen bekommen wollen. Es fördert das eigenständige Denken und Handeln.
- Centaury hilft Menschen, die das Wohl anderer über ihr eigenes Wohl stellen. Es gibt Unterstützung gegen die Angst, nicht geliebt zu werden, und hilft dabei das richtige Maß im Geben und Nehmen zu finden.
- Heather verhilft zu mehr innerer Sicherheit, wenn man sich sehr liebesbedürftig fühlt, nicht gut für sich selbst sorgt und von anderen zuviel erwartet.
- Johanniskraut hilft denjenigen, die sich ausgeliefert, verloren und orientierungslos fühlen, vor allem bei nächtlichen Ängsten und Alpträumen.

Mischung, um Phobien langfristig zu überwinden

Um die inneren Voraussetzungen zur Überwindung von Phobien zu schaffen, sollte man geduldig über eine längere Zeit Blüten-Essenzen einnehmen. Die hier aufgeführten Mittel eignen sich gut für eine Langzeitmischung: Die fünf am besten passenden Blüten werden gemischt und mindestens vier Wochen lang eingenommen, danach wird die Mischung je nach den individuellen Bedürfnissen neu zusammengestellt:
Agrimony, Berberitze, Heather, Larch, Mimulus, Star of Bethlehem, Kürbis, Veilchen.

Wie kann die Heilung bei Phobien mit Blüten-Mitteln verlaufen?

»Die Tropfen, die Sie mir verschrieben haben, helfen die auch bei Tieren?«

»Wieso fragen Sie?«

»Mein Hund hat beim Spazierengehen schreckliche Ängste, wenn er Flugzeuge hört. Wir wohnen ja direkt in der Einflugschneise, und man kann deshalb kaum in Ruhe mit ihm rausgehen. Ich hab ihm letzte Woche einfach ein paar von Ihren Tropfen ins Fell gerieben, oben am Kopf, und er hat sich ganz schnell beruhigt. Das hab ich dann jedesmal gemacht, wenn ein Flugzeug kam, aber jetzt regt er sich eigentlich kaum noch auf. Kann das denn sein?«

Diese 42jährige Frau litt an Panikattacken und hatte Angst, auf offener Straße in Ohnmacht zu fallen, deshalb bekam sie neben ihrem homöopathischen Konstitutionsmittel eine Flasche mit einer speziellen Mischung aus Blüten-Essenzen, die sie für den Fall einer Attacke bei sich tragen konnte. Einer spontanen Eingebung folgend, gab sie ihrem Hund von den Tropfen und war sehr überrascht, daß sie ihm so schnell bei seiner Flugzeugphobie halfen.

Sie berichtete dann folgendes aus seiner Geschichte: Sie hatte ihn im Urlaub entdeckt und wollte ihn mit nach Hause nehmen. Er wurde deshalb sehr früh von seiner Mutter getrennt. Im Frachtraum des Flugzeugs verbrachte er viele Stunden allein und verängstigt inmitten des Motorenlärms, seitdem versetzte ihn das Geräusch von Flugzeugen in helle Panik.

Seine Geschichte zeigt sehr deutlich, wie Phobien entstehen können. Oft steht am Anfang eine zu frühe Trennung von der Mutter oder ein anderer schwerer Verlust, der das innere Sicherheitsgefühl erschüttert. Ängstigende Erlebnisse überschreiten dann viel schneller die Grenzen des Verkraftbaren, weil die Schwelle der Belastbarkeit viel niedriger ist als bei denjenigen, die sich innerlich sicher fühlen.

Die Blüten-Essenzen können jedoch dabei helfen, die Folgen des Schocks zu überwinden.

Homöopathie

»Nachts werde ich immer wach, dann sehe ich überall Wölfe, und Mama muß kommen und meine Hand halten, sonst kann ich nicht wieder einschlafen.«
»Was können die Wölfe dir denn tun?«
»Sie könnten mich beißen.«

Dieser 5jährige Junge wurde wegen seiner Infektanfälligkeit und wegen seiner Phobie vor Wölfen homöopathisch behandelt. Er war keineswegs gewillt, viel über sich und seine Gefühle zu erzählen, sondern ließ die Konsultation bis auf wenige Kommentare nur schweigend und unwillig über sich ergehen. Zum Glück wirken homöopathische Mittel auch ohne bereitwillige Kooperation, so konnte er einige Zeit nach der Einnahme seines Heilmittels auch ohne den Beistand seiner Mutter wieder in Ruhe durchschlafen. Die Eltern standen in den folgenden Jahren einige Beziehungskrisen durch, und immer, wenn er sich durch ihre Trennungsabsichten zu sehr bedroht fühlte, kam die nächtliche Angst für eine gewisse Zeit wieder, so daß er wieder eine Gabe seines Heilmittels benötigte.
Die meisten Phobien sind mit homöopathischen Mitteln langfristig heilbar, sie können jedoch wiederkehren, wenn die aktuellen Lebensumstände sehr schwierig und unsicher sind. In solchen Situationen brauchen manche eine neue Dosis ihres Heilmittels und bekommen damit wieder neue Kraft, ihre Angst zu überwinden.
Am besten hilft eine homöopathische Behandlung, wenn die derzeitige Lebenssituation gefestigt ist und die angstauslösenden Umstände längst der Vergangenheit angehören, wie zum Beispiel nach einem Unfall. Die Phobie hat sich dann nur wie eine schlechte Angewohnheit ins Gedächtnis der Seele eingegraben und kann mit Hilfe eines passenden Heilmittels und etwas Überwindung leicht aufgelöst werden.
Schwere Phobien, vor allem in Verbindung mit Angstneurosen, fordern jedoch eine längere Behandlungszeit, denn tiefe und alte Seelenwunden können nicht von heute auf morgen heilen. Dann ist nicht nur Geduld, sondern auch eine vertrauensvolle Beziehung in der Behandlungssituation sehr wichtig.

Tiefpotenzen und Komplexmittel bei Phobien

Homöopathische Heilmittel in tiefen Potenzen (siehe auch Seite 122) eignen sich in der Regel nicht zur Behandlung länger bestehender Phobien, denn ihre Wirkung ist zu oberflächlich auf bestimmte körperliche Symptome ausgerichtet. Phobien kann man auch aus einem anderen Grund nur sehr schwer bei sich selber behandeln: Hinter jeder Phobie sind meist unbewußte Lebensängste verborgen. Gerade das Vorhandensein der Phobie zeigt ja, daß man sich in einer bestimmten Hinsicht selbst noch nicht kennt. Das macht die Wahl eines passenden Mittels für sich selbst sehr schwer.

Konstitutionstherapie bei Phobien

Die Erfahrung hat gezeigt, daß homöopathische Hochpotenzen (siehe Seite 128) sowohl bei leichten als auch bei schweren Phobien tiefgehende Heilungsprozesse in Gang bringen können. Die Mittel wirken nur dann, wenn sie genau auf die geistige, emotionale und körperliche Gesamtheit der Person zugeschnitten sind.

Meist ist es nicht so entscheidend, genau zu wissen, welche Ereignisse dem Problem zugrunde liegen, denn diese sind oft vergessen, wenn sie aus der Kindheit stammen. Viel wichtiger ist es zunächst, genau festzustellen, wie sich die Phobie genau äußert und welche individuellen Phantasien mit der Angst verbunden sind. So kann zum Beispiel eine Katzenphobie mit sehr unterschiedlichen Vorstellungen verknüpft sein, manche fürchten sich vor ihren Krallen und Zähnen, andere finden eher ihren Blick unheimlich. Auch bei Platzangst gibt es durchaus unterschiedliche Phantasien und Befürchtungen, die Rückschlüsse auf die allgemeine emotionale Verfassung zulassen.

»Ich schaffe es nicht, über die Rheinbrücke zu fahren, sie kommt mir so schmal vor, wirklich lebensgefährlich, ich habe solche Angst abzustürzen und ins Bodenlose zu fallen. Schon bei der Vorstellung fühle ich mich entsetzlich allein.«

»Kann die Brücke für Sie auch ein Symbol sein?«

»Ja, ich glaube, daß ich auf der anderen Seite Neuland betreten könnte.«

Diese 37jährige Heilpädagogin kam in homöopathische Behandlung, weil sie wegen eines Hörsturzes an starkem Schwindel mit Gleichgewichts- und Sehstörungen litt. Sie konnte kaum gehen, an Rad- oder Autofahren war nicht mehr zu denken.

Die aktuelle Lebenssituation war für sie sehr schwierig, denn eine intensive Beziehung war gerade auseinandergegangen, und sie wünschte sich schon seit langem einen beruflichen Neubeginn.

Als Kind geistig behinderter und verarmter Eltern wurde sie vernachlässigt und gesellschaftlich geächtet, schon früh entstand bei ihr ein Gefühl von verletzter Würde. Sie wurde nicht nur emotional, sondern auch sexuell ausgebeutet und konnte sich auf niemanden verlassen als auf sich selbst. Auch in ihrer kurz zuvor zerbrochenen Beziehung hatte das Thema der verletzten Würde und der Grenzverletzung eine große Rolle gespielt. Zusammen mit ihren körperlichen Symptomen und anderen charakteristischen Zeichen sprach alles für die Verordnung des homöopathischen Mittels Sepia.

Nach der Einnahme des Mittels wurde der Schwindel für ganz kurze Zeit sehr intensiv, um dann innerhalb von drei Wochen ganz zu verschwinden. Sie konnte wieder gehen und nach weiteren zwei Wochen auch wieder Auto fahren. Gleichzeitig erlebte sie eine Welle der Trauer über ihre eigene Geschichte. Als sie, ermutigt durch die Besserung, ihre Stelle kündigte und sich um eine neue Ausbildung bewarb, kamen die Symptome plötzlich wieder. Sie hatte einerseits gewaltige Angst vor der unsicheren Zukunft, noch viel mehr machte ihr jedoch die Trennung vom alten Arbeitsplatz zu schaffen. Sie hatte das Gefühl, dort alles gegeben, aber nichts bekommen zu haben, als hätte man sie dort genauso lieblos ausgebeutet, wie sie es bei ihrer Mutter erlebt hatte. Sie fühlte sich ganz und gar wie ein ungeliebtes Kind, verzweifelt und verlassen.

Zu diesem Zeitpunkt berichtete sie zum ersten Mal von ihrer Brückenphobie. Sie konnte schon seit langem nicht mehr mit dem Auto über eine bestimmte Brücke fahren, deshalb mußte sie entweder auf Besuche bei Freunden verzichten oder weite Umwege fahren.

Ihre aktuellen Gefühle in bezug auf ihre Arbeitsstelle, vor allem aber ihre Geschichte als vernachlässigtes Kind wiesen auf das homöopathische Mittel Lac humanum hin, die homöopathisch aufbereitete Muttermilch. Dieses Mittel ist vor allem dann indiziert, wenn ein Kind nicht ausreichend bemuttert wurde, keine tiefe Mutterbindung entwickeln konnte und deshalb schon als Kind isoliert und verzweifelt war. Nach der Einnahme ging es ihr sofort besser, sie fühlte sich einerseits sehr liebebedürftig, andererseits stellte sich ein Gefühl von Geborgenheit ein, als würde jemand für sie sorgen. Die Wirkung hielt jedoch immer nur kurz an, deshalb bekam sie über einen Zeitraum von einigen Monaten immer, wenn die Gefühle der Schwäche und Verlassenheit wiederkamen, eine Dosis des Mittels. Während dieser Zeit nahm sie nach langer Zeit wieder Kontakt zu ihrer Mutter auf und erlebte einen schmerzlichen Trauerprozeß, danach fühlte sie sich versöhnt und innerlich unabhängiger. Innerhalb von nur 4 Monaten suchte sie sich eine neue Wohnung und eine neue Arbeit, die beide viel besser zu ihren Bedürfnissen paßten.

Die Brückenphobie konnte sie nun mit etwas Anlauf überwinden, denn die tiefe innere Angst vor dem Fall ins Bodenlose hatte sich gelegt. Sie hatte im wahrsten Sinne des Wortes den Mut gefunden, Neuland zu betreten, und fühlte sich sehr wohl damit.

Lac humanum, die hochpotenzierte Muttermilch, ist besonders bei Phobien ein sehr wichtiges homöopathisches Heilmittel als Ergänzung zu den jeweiligen Konstitutionsmitteln. Es hilft vor allem bei Verlassenheitsgefühlen und bei mangelndem Urvertrauen durch zu wenig mütterliche Zuwendung. Wenn eine Mutter aus eigener emotionaler Schwäche und aus Angst ihrem Kind keine Orientierung geben konnte, fällt es dem Kind später oft schwer, sich in der Welt richtig zu orientieren, und es kann eine Tendenz zu Phobien entwickeln. Solche Kinder versuchen, der Mutter zuliebe ihre wahren Bedürfnisse zu unterdrücken, und verlieren dadurch ein eindeutiges Gefühl für ihre ureigenen Wünsche und Gefühle. Wenn sie als Erwachsene Schwierigkeiten haben, gemäß ihrer wirklichen Talente und Bedürfnisse zu leben, müssen sie erst Schritt für Schritt lernen, sich unabhängiger von den Bedürfnissen anderer zu machen. Besonders das Mittel Lac humanum kann dabei helfen, in solch einem Entwicklungsprozeß das richtige Maß zu finden zwischen Egoismus und der Sorge für andere, zwischen Nähe und Abgrenzung und zwischen dem Wunsch nach Geborgenheit und der Notwendigkeit des Alleinseins.

Die Phobien verschwinden dann in dem Maße, wie es gelingt, gut für sich selbst zu sorgen, sich zu behaupten und eigene Lebensvorstellungen zu entwickeln. Die Homöopathie kann diesen Prozeß leichter machen und sehr dabei helfen, zu sich selbst zu finden.

Wege zu sich selbst
sind Wege aus der Angst

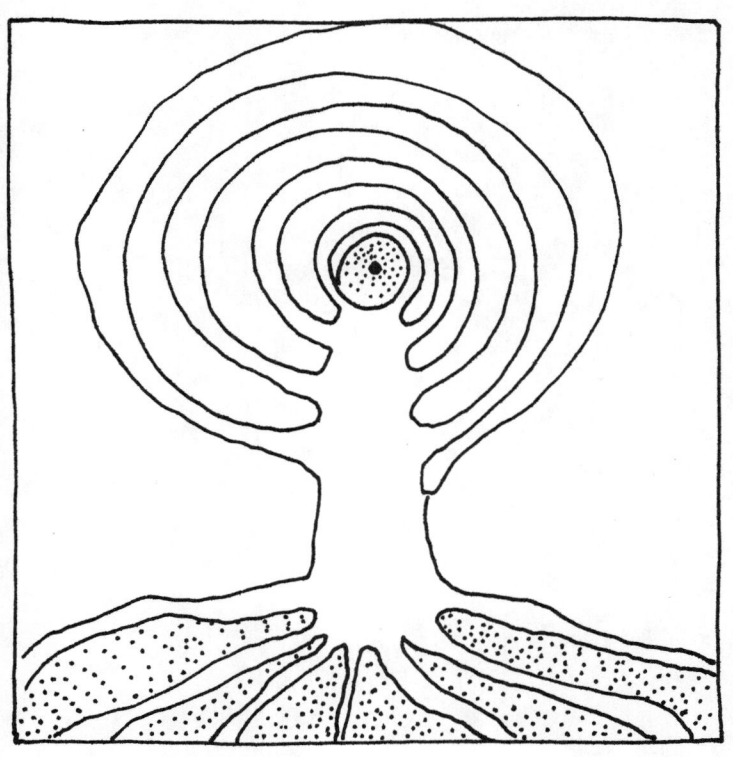

Körperbewußtsein und Atem
als Medizin gegen Angst

>»Ich spüre mich, also bin ich!«

Wer mehr Selbstvertrauen, Mut und Freude am Leben entwickeln möchte, kann viele Möglichkeiten ausschöpfen, um die innere Evolution zu fördern. Körper, Geist und Seele wirken in diesem Prozeß zusammen. Der Körper hilft dabei, die Kraftquellen zu erschließen, der Geist hilft, mit Kreativität neue Zukunftsperspektiven zu eröffnen, und der innere Kontakt zur Seele gibt uns die Basis für wachsendes Urvertrauen. Um sich zu öffnen, zu verändern und innerlich zu wachsen, braucht man auch Zeit und Raum für sich selbst, nur dann lernt man, was gerade bei Ängsten so wichtig ist: die bedingungslose Selbstunterstützung. Nur wer die eigene Identität körperlich, emotional und geistig wirklich fühlt, kann Ängsten entwachsen und selbstbestimmter leben.

Akute und chronische Angst gehen immer mit einem veränderten Körpergefühl einher. Umgekehrt lassen sich deshalb Ängste auch durch den Körper positiv beeinflussen. Körperliche Entspannung und Stabilität wirken angstmildernd, sie vermitteln das Gefühl: »Hier bin ich, und ich bin stark, was soll mir schon wirklich passieren?« Besonders, wenn Panikattacken mit einem Entfremdungsgefühl einhergehen, hilft es, das körperliche Identitätsgefühl zu stärken.

Die Wege, die hier vorgestellt werden, sind nur eine kleine Auswahl aus den vielen Möglichkeiten, das Körperbewußtsein zu verbessern. Sie können ohne Aufwand und Kosten auch allein praktiziert und je nach Neigung und Gelegenheit mit professioneller Unterstützung weiter vertieft werden.

»Vor Schreck blieb mir die Luft weg.«
»Die Angst schnürte mir so den Hals zu, daß ich kaum ein Wort raus-
brachte.«
»Wenn es ganz schlimm kommt, steigere ich mich total in die Angst rein
und fange an zu hyperventilieren.«

Diese Redewendungen zeigen bereits, wie Angst die Atmung spürbar verändern kann. Deshalb können bestimmte Atemtechniken
bei akuten Ängsten helfen, besser mit der entsprechenden Situation
umzugehen.

Der Atem wird einerseits durch das zentrale Nervensystem gesteu-
ert und an die Bedürfnisse des Organismus automatisch angepaßt,
andererseits können wir die Atmung im Gegensatz zur Bewegung
der inneren Organe auch bewußt steuern. Darüber hinaus ist der
Atem untrennbar mit der Gefühlswelt verbunden, und in der Art,
wie der Atem fließt, können sich auch unbewußte Gefühle zeigen.
Er ist jedoch nicht nur ein Spiegelbild des Seelenlebens, sondern ein
Weg, unser Seelenleben bewußt zu harmonisieren. Mit dem Atem
nehmen wir nicht nur Sauerstoff auf, sondern auch Kräfte, die uns
auf andere Weise stärken. Die Chinesen nennen diese Kraft, die
durch den Atem zu uns kommt, Qi. Am ehesten kann man Qi
(sprich: tschi) mit Lebensenergie übersetzen. Gerade bei Angst, ob
sie nun vor einer Prüfung oder nach einem Verlust auftaucht, ist es
wichtig, sich so gut wie möglich zu entspannen und zu stärken. Die
Anregung der Atmung, entweder durch Atemmeditation oder
durch körperliche Anstrengung, kann dabei sehr helfen.

Doch auch bei akuten Ängsten können bestimmte Atemtechniken
sehr helfen, besser mit der Situation fertig zu werden.

Atemmeditation für innere Sammlung

Bei leichter Panik können Sie folgende Atemmeditation je nach
Situation im Sitzen, Liegen oder Stehen praktizieren:
Schließen Sie Ihre Augen halb oder ganz, je nachdem, wie Sie sich

am wohlsten fühlen. Richten Sie nun Ihre Aufmerksamkeit auf den Atem, verändern Sie Ihre Atmung nicht, beobachten Sie einfach das Ein und Aus Ihres Atems. Folgen Sie mit Ihrer Aufmerksamkeit dem Luftstrom und den Bewegungen, die von allein im Brustkorb oder im Bauchraum entstehen. Während Sie atmen, haben Sie natürlich Gedanken und Gefühle, Sinneseindrücke und Körperempfindungen. Nehmen Sie sie einfach zur Kenntnis, und richten Sie dann Ihre Aufmerksamkeit wieder auf den Atem. Zur Verstärkung dieser Übung stellen Sie sich vor, wie mit jedem Ausatmen die Angst und Anspannung aus dem Innern fließt. Wenn Sie lernen, sich Ihres Atems bewußt zu sein, können Sie sich leichter auf den Augenblick ausrichten, sich besser konzentrieren und Ihren Geist beruhigen. Sie werden überrascht sein von dem positiven Einfluß des Atems auf Ihr inneres Gleichgewicht.

Atemmeditation und Visualisierung gegen inneres Engegefühl

Wenn Ihre Atmung durch ein Engegefühl in der Brust oder im Hals eingeschränkt ist, hilft es, die oben beschriebene Atemmeditation mit einer Visualisierung zu kombinieren: Zunächst konzentrieren Sie sich auf Ihren Atemfluß, lenken Sie Ihre Aufmerksamkeit auf die Region Ihres Körpers, die sich ohne Anstrengung mit dem Ein und Aus des Atems bewegt. Auch wenn Sie nur eine ganz zarte Bewegung spüren, versuchen Sie nicht mit willentlicher Anstrengung den Atem zu verstärken. Nun lenken Sie Ihre Aufmerksamkeit auf den Bereich, in dem Sie die Enge spüren. Stellen Sie sich vor, wie mit jedem Einatmen ein weicher Strom aus Atemluft diesen Raum weiter und weiter öffnet. Sie können diese Visualisierung verstärken, indem Sie sich beim Einatmen eine weite, offene Landschaft in angenehmen Farben vorstellen.

Selbsthilfe bei Hyperventilation

Manche Menschen fangen bei akuter und intensiver Angst an, besonders tief zu atmen. Diese Art der Atmung, die sogenannte Hyperventilation, kann dazu führen, daß sich die Muskeln im Gesicht und in den Armen verkrampfen. Das ist zwar sehr unangenehm, aber völlig ungefährlich. In solch einem Fall gibt es eine sehr einfache Form der Selbsthilfe. Da die Muskelverkrampfungen durch ein Übermaß an Sauerstoff entstehen, verschwinden sie sofort, wenn man ein paar Atemzüge lang den ausgeatmeten eigenen Atem mit Hilfe eines Plastikbeutels wieder einatmet. Zur Not hilft es auch, beide Hände zu einer Kugel zu formen, die Öffnung zwischen den beiden Daumen an die Lippen zu legen und so lange in den Hohlraum zwischen den beiden Händen hineinzuatmen, bis sich die Muskeln wieder entspannen.

Sport als Medizin gegen Angst

> »Seitdem ich laufe, hat sich mein Lebensgefühl völlig verändert, ich wußte gar nicht, wie stark ich mich fühlen kann, ein Tag nach einem Morgenlauf ist einfach ein besserer Tag ...«

Zwei amerikanische Ärzte, der Sportmediziner Tim Meyer und der Psychiater Andreas Brooks, untersuchten im Jahr 1998 die Wirkung von Sport auf Panikerkrankungen. Eine Gruppe der Teilnehmer an dieser Studie wurde mit angstblockierenden Arzneimitteln behandelt. In einer zweiten Gruppe machten die Teilnehmer dreimal wöchentlich für eine Stunde Sport: eine Viertelstunde leichtes Aufwärmtraining und eine Dreiviertelstunde Joggen oder Walking.

Nach 10 Wochen stellte sich heraus, daß die Panikattacken in der Gruppe der Jogger genauso nachgelassen hatten wie in der Gruppe, die Arzneimittel eingenommen hatte. Die Teilnehmer der Gruppe, die sich für Sport entschieden hatten, fühlten sich aber insgesamt belastbarer und hatten Lust, weiter im Training zu bleiben.

Die Wirkung sportlicher Aktivität auf Körper, Geist und Emotionen ist sehr vielfältig. Die einfachste Form, das Laufen, befriedigt das im Körper verankerte Bedürfnis nach Flucht, das bei Angstgefühlen so oft unterdrückt werden muß. Andererseits entwickelt sich durch das Laufen nach einigen Wochen schon ein Gefühl von Stärke und Ausdauer. Der intensive Kontakt zwischen den Füßen und dem Boden verstärkt das Sicherheitsgefühl, es vermittelt auf der körperlichen Ebene die Gewißheit: »Mir kann nichts geschehen, die Erde trägt mich.«

Durch die intensive Atmung entsteht ein Gefühl von Befreiung wie nach tiefem Seufzen, nach intensivem Gähnen oder Lachen. Alle Zellen, auch im Gehirn, werden mit viel Sauerstoff versorgt, ein Gefühl von Erfrischung und Klarheit stellt sich ein, das viele Stunden anhalten kann. Vor allem nach emotional aufwühlenden Erlebnissen kann ein Lauf helfen, wieder zur Ruhe zu kommen, denn die chemische Zusammensetzung des Blutes verändert sich durch angestaute Emotionen und wird durch körperliche Anstrengung wieder ins Lot gebracht.

Eine feste Gruppe oder ein Lauf-Treff mit festen Zeiten sind eine notwendige Hilfe, um die Kontinuität auch bei sinkender Motivation zu bewahren.

Auch viele andere Sportarten können bei Ängsten unterstützend wirken. Bei sozialen Ängsten bietet sich vor allem Sport in kleinen Gruppen an, weil neben der körperlich befreienden Wirkung die lockere Atmosphäre ein gutes Übungsfeld zur Überwindung von Kontaktschwierigkeiten sein kann. Auch wer unter Ängsten mit Grübelzwang leidet, findet in einer kleinen Gruppe bessere Ablenkung als beim Sport allein. Kampfsport und Selbstverteidigungstraining bieten sich vor allem bei Ängsten an, die im Zusammenhang mit Gewalterfahrungen entstanden sind. Speziell für Frauen gibt es Kurse, die auf diese Thematik eingehen und ein Training gegen Angst mit einbeziehen.

Selbstunterstützung als Weg aus der Angst

Das Tagebuch als Verbündeter gegen die Angst

>»Oft denke ich, daß ich gar nicht weiterkomme mit meinen Schwierig-
>keiten, wenn ich aber in meinem Tagebuch zurückblättere, sehe ich, daß
>sich doch viel in meinem Leben getan hat.«

Bei sich sein zu dürfen, ist ein kostbarer Luxus, vor allem für
Frauen mit Kindern. Deshalb ist es wichtig, Oasen für sich selbst zu
schaffen, Orte, an denen man neue Kraft sammeln kann. Auch ein
Tagebuch kann solch ein Ort sein, denn es hilft dabei, für eine gewisse Zeit ganz bei sich zu sein und sich selbst Rechenschaft abzu-
legen. Es kann ein geduldiger Zuhörer oder eine Klagemauer, eine
Grube für finstere Gedanken oder eine Schatzkammer für geheime
Wünsche sein. Es ist der Ort, der immer zur Verfügung steht, um
sich selbst Gedanken und Gefühle anzuvertrauen, sich selbst Fragen zu stellen und mit sich selbst in Dialog zu treten. Die Fragen:

* »Was habe ich erreicht?«
* »Was ist mir heute geglückt?«
* »Wie kann ich mich für meine Fortschritte belohnen?«

können hier weiterhelfen. Denn es ist wichtig, nicht nur all die
Schwierigkeiten zu sehen, sondern auch jeden kleinen Erfolg zu
würdigen. Und gerade bei Ängsten ist es wichtig zu lernen, sich
selbst zu unterstützen, sich selbst zu ermutigen und zu schützen.
Jede Unterstützung von außen, auch wenn sie gern gegeben wird,
fördert auf Dauer nur das Gefühl von Hilflosigkeit. Jede Beziehung
wird gestört, wenn Ängste zu sehr bestimmen, wer stark ist und
wer schwach. Diese Einseitigkeit erzeugt Frustration und Ärger auf
beiden Seiten, denn wer will schon gern immer nur stark sein und
wer fühlt sich wirklich gern abhängig? In der Beziehung zum Ta-

gebuch hingegen ist einfach alles erlaubt, es hat immer Zeit, und es ist immer geduldig, es erträgt alles, was ihm anvertraut wird.

Das Traumbuch als Tür zum Unbewußten

Das Bedürfnis, Träume zu entschlüsseln, ist so alt wie die Geschichte der Menschen. Vom banalen »Handbuch der Traumsymbole« bis zur anspruchsvollen, individuellen psychoanalytischen Traumdeutung gibt es die unterschiedlichsten Wege, Träume zu verstehen. Denn immer wurden und werden Träume als Botschaften, die aus unserem tiefsten Inneren kommen, verstanden. Farben und Bilder, Gefühle und Geschichten offenbaren Bereiche, die uns mit unserem Tagesbewußtsein nicht oder nur sehr schwer zugänglich sind. Je mehr wir uns ihnen widmen, sie aufschreiben oder erzählen, desto intensiver steigen sie zum Bewußtsein auf.
Gerade bei der Überwindung von Ängsten ist es wichtig, Träume ernst zu nehmen. Ob wir uns an sie erinnern oder nicht, wir träumen in jeder Nacht viele und lange Träume. Sie helfen uns, unser Seelenleben ins Lot zu bringen. Sie können auf Schwierigkeiten hinweisen, und sie zeigen innere Veränderungsprozesse an. Meist bedient sich das Unbewußte jedoch verschlüsselter Nachrichten, die unserem Wachbewußtsein unverständlich sind. Auch wenn sich die Bedeutung zunächst verschließt, ist es bereichernd, sich vor allem in einem seelischen Veränderungsprozeß den Träumen zu widmen. Denn alles im Traum – die Landschaft, die Personen, die Gegenstände, die Handlung – kann ein individuelles Symbol unserer inneren Seelenprozesse sein.
Ein Traumbuch hilft dabei, die meist flüchtige Erinnerung an einen Traum festzuhalten. Manche Menschen haben neben dem Bett Stift und Papier, um ihre nächtlichen Erlebnisse direkt nach dem Aufwachen aufschreiben zu können. Wer seine Träume auf diese Weise würdigt, träumt immer klarer und kann sich immer besser erinnern. Mit der Zeit wird oft deutlich, wie sich bestimmte Themen immer wieder in verschiedenen Varianten zeigen und sich über längere Zeiträume hin weiterentwickeln. Besondere Bedeutung haben Wiederholungsträume, denn sie zeigen, daß ein zentrales seeli-

sches Problem ungelöst ist. Während einer homöopathischen Behandlung verändern sich solche Wiederholungsträume meist, und oft läßt sich an diesen Veränderungen gut ablesen, wie sich die innere Entwicklung vollzieht.

Träume aufzuschreiben ist ein Weg, sich selbst wichtig zu nehmen und für die unbewußte Seite des Lebens offen zu sein. Deshalb ist es wichtig, die Träume als etwas Persönliches zu betrachten und sich nicht globale Symboldeutungen zum Beispiel aus Büchern überstülpen zu lassen.

Wer immer wieder ähnliche ängstigende Situationen im Träumen erlebt, kann die Traumgeschichte im Wachbewußtsein durchaus verändern. Mit geschlossenen Augen versetzt man sich in den Traum, die Szenerie, die Farben und die Atmosphäre, um das Geschehen dann Szene für Szene nach einem neuen, angenehmeren Drehbuch zu gestalten. Oft schlägt sich diese neue Geschichte tatsächlich in einem Traum mit einer neuen, weniger bedrohlichen Geschichte nieder. Diese Methode eignet sich auch sehr gut, Kindern dabei zu helfen, mit Angstträumen fertig zu werden.

Im Anhang finden Sie weiterführende Literatur zum Thema Traum.

> »Wir müssen kleine Schritte machen, uns selbst ermutigen und beharrlich üben. Wir sind ... angesichts unserer Gebrechen hilfsbedürftig. Die größte Quelle der Hilfe und Stärke ist unser Geist – wir können die uns innewohnende Heilkraft wachrufen. Das ist der Zweck der Heilübungen, die uns helfen werden, mit Angst und unseren sonstigen Problemen umzugehen.«
>
> Tulku Thondup

Meditation im Alltag

Meditation ist ein Weg, den Geist in einen friedlichen und gesammelten Zustand zu versetzen. Auch Angstgefühle können durch bestimmte Meditationstechniken aufgelöst und umgewandelt werden. Dazu ist es nicht notwendig, in ein Kloster zu gehen oder sich auf andere Weise dem Leben zu entziehen. Meditation kann und soll auch im Alltag ihren Platz finden, denn sie ist nicht für Menschen reserviert, die einen spirituellen Weg gehen wollen, sondern gerade auch für diejenigen, die sich emotional stabilisieren und geistig klarer fühlen wollen.

Unser aller Alltag ist angefüllt mit unzähligen Aktivitäten, und wir sind zumeist überzeugt, daß zum Meditieren gar keine Zeit da ist, oder befürchten, daß solch eine Übung eher ein zusätzlicher Termin ist, der auch noch bewältigt werden muß. Manche haben vielleicht genug Zeit, sind jedoch zu sehr mit ihren Gedanken beim Beruf oder anderen Pflichten, mit Plänen für morgen und so weiter beschäftigt. Es ist dann wichtig, sich innerlich Raum zu schaffen für diesen kostbaren Moment des Innehaltens und des Entspannens, und sich klarzumachen, daß diese kurze Zeit der Meditation Medizin für die Seele ist und daß Heilung und Zufriedenheit nicht nur für andere gut ist, sondern auch für einen selbst.

Weniger Angst durch Meditation

Meditation ist an keine Religion oder Weltanschauung gebunden, vielmehr gibt es unzählige Möglichkeiten, sich mit den Heilübungen von unangenehmen Gefühlen zu befreien. Der erste Schritt besteht darin, das innere Problem aufzuspüren, zu erkennen und es sich wie ein Bild anzuschauen. Im nächsten Schritt geht es darum, das Problem zu akzeptieren und seinen Ursprung ausfindig zu machen. Mit Hilfe innerer Vorstellungen wird das Problem aufgelöst und in positive Energie verwandelt. Ziel der Meditation ist es, ein friedlicheres und innerlich ausgefülltes Dasein zu führen, statt sich voller Angst und Anspannung an Wünsche und Befürchtungen zu klammern.

Es gibt zahlreiche Bücher, die in die Kunst der Meditation einführen (siehe Anhang), es ist jedoch leichter, sich für den Beginn fachkundige Anleitung zu suchen. Viele öffentliche Einrichtungen zur Erwachsenenbildung bieten Meditationskurse an, es werden auch Sprach- und Musikkassetten mit angeleiteten Meditationen angeboten.

! Bei schweren chronischen Ängsten und Depressionen sollten Sie nicht allein meditieren. Sie brauchen dann unbedingt eine erfahrene Person an Ihrer Seite, die die Meditation begleitet.

Eine kleine Meditation zur Auflösung von Angstgefühlen

Wer sich vor einer akuten Situation, wie zum Beispiel vor einer Prüfung oder einem Vorstellungsgespräch, fürchtet, kann mit dieser Meditation versuchen, die Angst schon im Vorfeld zu verwandeln.

- Suchen Sie einen friedlichen, angenehmen Ort, an dem Sie sich wohl fühlen. Besonders schön ist es, solch einen Platz in freier Natur zu haben. Sorgen Sie dafür, daß Sie eine halbe Stunde ungestört sein können. Wählen Sie die Tageszeit aus, zu der Sie sich am ruhigsten fühlen. Schaffen Sie sich einen angenehmen Platz, wo Sie mit aufgerichtetem Rücken, aber doch entspannt, sitzen können. Wer es kann, setzt sich mit Hilfe eines kleinen Kissens im Schneidersitz auf den Boden. Die Arme und Hände können so liegen, wie es sich am angenehmsten anfühlt. Am besten ist es, diese Übung jeden Tag zur gleichen Zeit zu machen. Je nach Tagesverfassung dauert die Meditation so lange, wie der Zustand der Konzentration und Entspannung ohne Mühe aufrechterhalten werden kann.

- Schenken Sie im Sitzen dem Untergrund Ihre Aufmerksamkeit und spüren Sie, wie Sie von der Erde getragen werden. Alle Muskeln, die jetzt nicht gebraucht werden, wie zum Beispiel im Gesicht oder in den Schultern, dürfen jetzt entspannen. Gehen Sie mit gesammelter Aufmerksamkeit durch Ihren Körper und spüren Sie alle unangenehmen Verspannungen auf. Spannen Sie alle verkrampften Körperregionen kurz an und lassen Sie sie dann mit einem deutlichen Ausatmen weich und entspannt wieder sinken.

- Konzentrieren Sie sich nun auf Ihren Atem und folgen Sie dem Strom der Luft durch die Atemwege und der natürlichen Bewegung, die durch den Atem entsteht. Viele Gedanken, Erinnerungen und Gefühle werden die innere Achtsamkeit unterbrechen, stellen Sie sich dann vor, daß jeder Gedanke wie eine Wolke am Himmel vorüberzieht.

- Stellen Sie sich nun Ihre persönliche Kraftquelle vor, die positive Macht, der Sie sich verbunden fühlen, vielleicht ist es ein religiöses Bild oder die Vorstellung von der großen Mutter Erde. Es kann ein Element der Natur, das Meer oder das Licht der Sonne sein, ein Berg oder ein Baum. Vertrauen Sie Ihrer Eingebung, denn wahrscheinlich wird ein Bild in Ihrem Geist auftauchen, das Ihren persönlichen individuellen Inbegriff von Frieden und Stärke zeigt. Genießen Sie diesen Moment, schauen Sie sich dieses innere Bild genau an und lassen Sie es auf sich wirken, spüren Sie der Empfindung, die die Gegenwart der Kraftquelle in Ihnen auslöst, nach. Mit dieser Kraft sind Sie für die Begegnung mit der Angst gewappnet.

- Versuchen Sie nun, Ihre Angst aufzuspüren. Ist sie vielleicht in einer bestimmten Körperregion besonders intensiv zu spüren? Hat die Angst eine Farbe oder eine Gestalt? Versuchen Sie, sich

Ihre Angst bildlich vorzustellen und lassen Sie Ihre Kraftquelle auf sie einwirken. Wenn sich von allein keine Vorstellung von Ihrer Angst zeigt, stellen Sie sie sich zum Beispiel wie einen Eisblock vor und lassen Sie ihn durch die Energie Ihrer Kraftquelle schmelzen. Oder Sie stellen sich vor, daß Ihre Angst ein unruhiger See im Wintersturm ist, der durch Ihre Kraftquelle beruhigt wird und friedlich in der Sonne daliegt.

- Vielleicht kommt es Ihnen zu schwierig oder auch lächerlich vor, sich solche Bilder vorzustellen. Denken Sie daran, daß sich auch die Angst solcher Bilder bedient, um uns zu bannen. Wir malen uns zum Beispiel furchterregende Situationen aus, wenn wir vor etwas Angst haben, oder wir bleiben an erschreckenden Bildern aus der Vergangenheit hängen, die uns vielleicht noch lange vor Augen stehen. Unser Innenleben ist eine Welt der Bilder, deshalb ist es ganz natürlich, auch auf der Ebene der Bilder Heilung zu suchen.

- Wenn es geglückt ist, das Bild der Angst aufzulösen, genießen Sie, solange Sie wollen, das angenehme Gefühl. Wenn es genug ist, lösen Sie das Bild wieder auf und kehren allmählich wieder zurück ins Alltagsbewußtsein. Um die positive Wirkung solch einer Meditation so lange wie möglich zu erhalten, ist es besser, noch eine Weile dem Erlebten nachzuspüren. Sollte es Ihnen schwerfallen, wieder richtig im Alltag anzukommen, bewegen Sie alle Muskeln kräftig und räkeln und strecken Sie sich.

- Wiederholen Sie diese Übungen regelmäßig, denn so werden Sie lernen, auch an unruhigen Orten oder in aufregenden Situationen zu meditieren. Deshalb ist es zum Beispiel vor einer Prüfung sinnvoll, rechtzeitig mit den Meditationen zu beginnen, um dann auch noch angesichts der Prüfungskommission die Angst in Ruhe umwandeln zu können.

Die spirituelle Dimension in der Konfrontation mit der Angst

> »Er wird dich mit seinen Fittichen decken, und Zuflucht wirst du haben unter seinen Flügeln. Seine Wahrheit ist Schirm und Schild, daß du nicht erschrecken mußt vor dem Grauen der Nacht, vor den Pfeilen, die des Tages fliegen, vor der Pest, die im Finstern schleicht, vor der Seuche, die am Mittag Verderben bringt. ... Denn der Herr ist deine Zuversicht, der Höchste ist deine Zuflucht. Es wird dir kein Übel begegnen, und keine Plage wird sich deinem Hause nahen. Denn er hat seinen Engeln befohlen, daß sie dich behüten auf allen deinen Wegen, daß sie dich auf den Händen tragen und du deinen Fuß nicht an einen Stein stoßest. Über Löwen und Ottern wirst du gehen und junge Löwen und Drachen niedertreten.«
>
> *Psalm 91*

Jede Religion bietet auf ihre Weise Halt gegen die Ängste der Menschen. Die unterschiedlichsten Vorstellungen ranken sich um die Frage, wie der Mensch in die höheren Kräfte eingebunden und deshalb geschützt ist. In jeder Religion wird schon einem kleinen Kind vermittelt, daß es Schutz von oben erbitten kann, sei es von der »Heiligen Jungfrau« oder von einem »Ahnengeist«, von einem »Schutzengel« oder einem »Mantra«. Alle Religionen verbinden diesen Schutz mit bestimmten Symbolen oder Sprüchen, und Heiligenbilder, Kreuze oder Amulette dienen dem Zweck, sich an die Kraft zu erinnern, die Schutz und Zuversicht in der Bedrängnis geben soll.

Aus einer Tradition der Indianer Nordamerikas ist ein Mythos überliefert, wie der Mensch die Angst besiegen kann. Im Gegensatz zum oben zitierten Psalm geht es in dieser Geschichte nicht darum, daß der schwache Mensch sich unter dem Schutz eines starken Vater-Gottes sicher fühlen darf, sondern daß die Angst aus eigener Kraft besiegt werden will, denn nur dann hat sie ein wunderbares Geschenk zu vergeben.

Der Mythos von Sisiutl, der doppelköpfigen Seeschlange

Es gibt Bäume an der Küste, die silberweiß aussehen, weil sie keine Rinde mehr haben. Ihr totes Holz ist spiralförmig verdreht, sie sehen aus wie im Boden verwurzelte Korkenzieher. Manche Leute meinen, nur Menschen könnten Gefühle wie Stolz, Angst und Freude empfinden, aber die Wissenden sagen uns, alles sei lebendig. Vielleicht nicht auf die gleiche Art lebendig, wie wir es sind, alles ist auf seine eigene Art lebendig, denn wir sind nicht alle gleich. Die Bäume unterscheiden sich von uns in puncto Aussehen, Lebensdauer, Zeit und Wissen, dennoch sind sie lebendig. Genauso wie die Felsen und das Wasser. Und alle haben Gefühle.

An der Küste gibt es Felsen, die – ähnlich den Bäumen – einem Korkenzieher gleichen. Sie sehen aus, als würden sie sich unter Qualen winden. Das gleiche gilt für Luftwirbel und Wasserstrudel. Sie alle haben Sisiutl gesehen, und sie versuchten zu fliehen.

Sisiutl ist das furchterregende Ungeheuer im Meer. Sisiutl kann nach vorne und nach hinten sehen. Sisiutl ist der Lehrer der Seele. Sisiutls Vertraute sind die Stlalacum, die Seher, die auf dem Wind reiten und die Träume bringen. Die Stlalacum suchen die Auserwählten aus, und sie können hinter die Äußerlichkeiten sehen.

Sisiutl bewegt sich ungezwungen im Wasser, ganz gleich ob es salzig oder süß ist, oder im stärksten Regen, denn er kann sich verwandeln. Er sucht nach denen, die ihre Angst nicht beherrschen können, die keine Wahrheit haben.

Er ist furchtbar und erschreckend. Seine Augen schießen kaltes Feuer in deinen Bauch, und seine gespaltene Schlangenzunge blitzt entsetzlich in deine Seele. Mit Worten läßt sich Sisiutl nicht erklären, er sieht aus wie eine Schlange, hat aber keinen Schwanz, sondern an beiden Enden einen Kopf, einer furchterregender als der andere, und er verströmt Kälte und Abscheu.

Wenn du Sisiutl einmal siehst, mußt du stillstehen und ihm ins Gesicht sehen. Sieh der Angst ins Gesicht. Wenn du dein Wissen fahren läßt, wenn du zu fliehen versuchst, wird Sisiutl mit beiden Mäulern gleichzeitig blasen, und du beginnst dich zu drehen. Dabei bleibst du nicht in der Erde verwurzelt wie die Bäume und die Felsen, du wirbelst nicht unaufhörlich wie die Wellen und die Strömungen, du wirst dich spiralförmig drehen und von der Erde abheben. Du wirst ewig herumirren, du wirst zur verlorenen Seele, und deine Stimme wird man im Geheul der ersten Herbstwinde hören, schluchzend und um Befreiung bettelnd. Du bist verloren, du bist kein Teil der Stlalacum, die die Wahrheit kennen, du gehörst niemandem an, du bist allein, einsam und für immer verloren.

Die Rinden flogen von den verängstigten Bäumen und ließen nur das verdrehte, nackte Holz zurück. Allein den tiefsitzenden Wurzeln haben sie es zu verdanken, daß sie nicht nach oben in die Leere fielen.

Wenn du Sisiutl, den Schrecklichen, siehst, mußt du standhaft sein, auch wenn du Angst hast. Es ist keine Schande, Angst zu haben, denn nur ein Narr würde vor Sisiutl, dem Abscheulichen, keine Angst haben. Sei standhaft, und falls du beschützende Worte kennst, dann sprich sie aus. Zuerst wird der eine Kopf aus dem Wasser auftauchen, dann der andere. Sie kommen näher. Und näher. Und näher. Die häßlichen Köpfe nähern sich deinem Gesicht, sie kommen noch näher, du spürst den Gestank aus den verschlingenden Mäulern, die Kälte und den Schrecken. Sei standhaft. Bevor sich die beiden Mäuler von Sisiutl auf deinem Gesicht festmachen können, um dir die Seele zu stehlen, muß sich jeder Kopf in deine Richtung drehen. Wenn dies geschieht, wird Sisiutl sein eigenes Gesicht sehen.

Wer die andere Hälfte des Selbst erblickt, sieht Wahrheit. Sisiutl verbringt eine Ewigkeit auf der Suche nach Wahrheit. Auf der Suche nach denen, die Wahrheit haben. Wenn er sein eigenes Gesicht sieht, sein anderes Gesicht, wenn er sich selbst in die Augen schaut, hat er Wahrheit gefunden. Er wird dich mit Magie segnen, er wird gehen, und deine Wahrheit wird dir für immer gehören. Die Magie kann zu Zeiten geprüft und sogar geschwächt werden, aber Sisiutls Zauber besteht darin, daß dies deiner Wahrheit nichts anhaben kann.

Und die sanften Stlalacum werden dich oft besuchen und dich daran erinnern, daß deine Wahrheit hinter deinen eigenen Augen zu finden ist.

Und du wirst nie wieder allein sein.

Aus der Mythensammlung *Töchter der Kupferfrau*
von Anne Cameron

Was ist der Lohn der Angst?

Wie jedes Märchen und jeder Mythos erzählt auch die Begegnung zwischen Sisiutl und dem Menschen eine Geschichte über die Heilung der Seele, denn mythologische Gestalten sind auch Symbole für Gefühle und innere Kräfte und ihre vielfältigen Möglichkeiten, sich zu entwickeln. So repräsentiert Sisiutl die Gefühle des unermeßlichen Grauens und der entsetzlichen Panik, die einem Menschen »die Seele stehlen« und den Verstand rauben können, wenn er ihnen nicht zu widerstehen vermag. Die weisen Seher Stlalacum dagegen stehen für die in jedem Menschen existierende innere Stimme, die genau weiß, was richtig und was falsch ist, die jedoch bei Angst nicht mehr gehört werden kann. Die Geschichte von der doppelköpfigen Seeschlange beschreibt mit plastischen Bildern, was passiert, wenn die Angst überhandzunehmen droht, und verrät den Trick zur »Überlistung der Schlange«. Die Botschaft lautet unmißverständlich: Schau deiner Angst in die Augen, wenn sie kommt, und lerne dich dabei selbst mit all deinen bisher unbekannten Seiten kennen. Akzeptiere deine Angst, denn sie will von dir erlöst werden. Halte stand, wenn du dich fürchtest, und du wirst beschenkt mit dem Wissen, daß du ein Mensch mit vielen Seiten, mit vielen Gefühlen und mit einem großen Wissen über dich selbst bist. Ein Mensch, der das Ungeheuer in sich erlöst hat, gewinnt an Weite und Tiefe, die innere Stimme, die Gewißheit der eigenen Bestimmung wird ihn »nun öfter besuchen«. Der letzte Satz: »Und du wirst nie wieder allein sein« ist die Verlockung, der Lohn für die heldenhafte Standhaftigkeit. Dieser Satz eröffnet die spirituelle Perspektive bei der Überwindung der Angst. Er deutet an, daß eine höhere Kraft, eine umfassende Weisheit immer zur Verfügung steht, sie schenkt das verlorengegangene Urvertrauen zurück. Diese höhere Kraft kommt nicht von außerhalb, von einem weit entfernten Beschützer, sondern ist auch im Innern des Menschen zu Hause. Wer der Angst einmal ins Auge gesehen hat und sich selbst dabei erkannt hat, der entdeckt auch seine unzerstörbare innere Seelenkraft, die stärker und weiser ist als die Angst.

Der Weg zu fachkundiger Hilfe

> »Menschliche Anteilnahme baut uns die Brücke zu uns selbst.«
>
> Edward Whitmond, *Die Alchemie des Heilens*

Die Heilkraft der therapeutischen Beziehung

Selbstbehandlung ist nicht nur schwierig, sondern macht aus dem Heilungsprozeß einen Stuhl mit zwei Beinen. Um richtig gut zu stehen, braucht er mindestens noch ein drittes Bein, die emotionale Ebene, die Begegnung mit einer anteilnehmenden Person. Auch Mitgefühl und Verständnis sind Heilmittel für die Seele, deshalb gehört eine gute Beziehung zwischen der heilkundigen und heilungssuchenden Person zum Heilungsprozeß nicht nur bei Ängsten dazu.

Wie wirkt eine gute Beziehung bei der Behandlung von Ängsten?

Besonders bei Ängsten ist es sehr wichtig, wieder Selbstvertrauen und Lebensmut zu entwickeln. Nicht nur die Heilmittel sollen in diese Richtung wirken, sondern auch die Zusammenarbeit mit den Therapeuten soll auf dieses Ziel hinauslaufen. Auch wenn man sich vertrauensvoll in kompetente Behandlung begibt, darf der Aspekt der Selbstverantwortung nie außer acht bleiben. Eine gute Behandlung bei Ängsten soll dazu führen, daß Schwache stark werden und lernen, sich selbst wieder zu lieben. Dieser Heilungsweg verläuft nicht einfach geradlinig, meist müssen erst einige Hindernisse ausgeräumt werden. Auf den nächsten Seiten werden unterschiedliche Aspekte beleuchtet, wie die Beziehung zwischen Therapeuten und Patienten eine Loslösung von Ängsten behindern oder fördern kann.

Die »helle Seite« der Beziehung in der Behandlungssituation

Die Aufgabe aller Heilkundigen ist es, mit offenem Herzen zuzuhören, einen sicheren Raum für Gefühle zu schaffen und Verschwiegenheit zu garantieren. In turbulenten Zeiten ist es wichtig, einfach dazusein und, auch wenn es nur für eine kurze Zeit sein kann, emotionalen Beistand zu leisten beim Schmerz über Verluste oder bei der Angst vor etwas Neuem. Diejenigen, die selbst Krankheiten, Schmerzen, Ängste und Trauer erlebt und überwunden haben, können auch ohne Worte eine Atmosphäre der Hoffnung schaffen, und so kann ihre eigene Erfahrung in den Heilungsprozeß des anderen Menschen mit einfließen.

Besonders in einer homöopathischen Behandlung kann die Kommunikation zwischen Therapeutin und Patientin auf ganz besondere Weise zur Heilung beitragen und dabei helfen, die eigenen Symptome und Beschwerden leichter zu akzeptieren. Alle, die eine homöopathische Ausbildung gemacht haben, wissen, daß es keine Symptome ohne Grund gibt, daß Beschwerden nicht einfach nur eingebildet sind, auch wenn es keine definitive Diagnose für bestimmte Symptome gibt. Hinter allem, was sich zeigt, steckt nach der Erfahrung der homöopathischen Heilkunst ein verborgener Sinn, ein Hinweis zum Wesenskern und seiner Verletzung. Dieses Wissen fließt in das Energiefeld zwischen beiden Menschen ein. Wer bislang zum Hypochonder erklärt wurde oder sich selbst als »nicht ganz richtig« empfand, spürt, daß in der homöopathischen Anamnese alles, auch das Unerklärliche, akzeptiert und willkommen ist.

Woran erkennt man eine gute therapeutische Beziehung?

Alle Heilkundigen haben nicht nur als Privatpersonen, sondern auch in ihrer Berufsausübung ihre Stärken und Schwächen, allein deshalb ist es sinnlos, nach perfekten Therapeutinnen oder Therapeuten zu suchen. Dennoch gibt es bestimmte Maßstäbe für die Qualität einer Beziehung, denn sie ist genauso wichtig für den Heilungsprozeß wie eine fundierte Sachkenntnis über bestimmte Heilverfahren. An den folgenden Merkmalen können Sie erkennen, daß eine Behandlung positiv verläuft:

- Sie fühlen sich mit Ihren Ängsten und auch allen anderen Schwierigkeiten akzeptiert.
- Sie können Ihre eigenen Ansichten formulieren, und man läßt Ihre Meinung gelten.
- Sie fühlen sich im wesentlichen verstanden.
- Sie fühlen sich so sicher, daß auch Schwieriges ausgesprochen werden kann. Sie fühlen sich frei, Gefühle zu zeigen.
- Es ist Raum für kritische Fragen.
- Vor einer körperlichen Untersuchung bittet man Sie um Ihr Einverständnis.
- Ihre Ablehnung gegen bestimmte Untersuchungen oder Heilmittel wird akzeptiert.
- Sie fühlen sich bestärkt, nach Lösungen für momentane Schwierigkeiten zu suchen.
- Sie bekommen Unterstützung, um Ihre eigenen Ziele anzugehen.
- In schwierigen Situationen fühlen Sie sich angemessen begleitet und unterstützt.

Können Heilkundige andere Menschen immer voll und ganz verstehen?

Die unbewußte Ebene nimmt in der Kommunikation zwischen zwei Menschen einen großen Raum ein, dies ist auch für die Naturheilkunde von Bedeutung. Um ein passendes Heilmittel zu finden, ist es sehr wichtig, wirklich offen und unbefangen für die Klienten zu sein.

Eigene, unbewußte Befürchtungen oder verdrängte Gefühle verstellen jedoch die Sicht auf andere, sie führen zu Fehlinterpretationen oder Unterstellungen. Zum Beispiel geschieht es oft, daß eigene, unbewußte Beweggründe oder Charakterzüge in andere hineininterpretiert werden, so kann es zu Fehlern bei der Auswahl des Heilmittels kommen. Doch wenn es gelingt, Gefühle wie Neid, Groll, Rachsucht, Zerstörungswut oder Gier bei sich zu erkennen und zu akzeptieren, sie als einen Teil seiner selbst anzunehmen, wird diesen Kräften das Unheimliche genommen. Durch Integration können diese dunklen Gefühle sich von wilden Monstern zu handzahmen Haustieren entwickeln. In dieser »zivilisierten« Form helfen sie, das Leben zu meistern, und spielen auch bei der Bewältigung von Krisen eine wichtige Rolle.

Selbstverständlich ist kein Mensch in der Lage, sich selbst restlos zu erforschen und andere vorbehaltlos zu verstehen. Auch wenn die Verantwortung für diese unbewußte Ebene ausschließlich bei den Heilkundigen liegt, ist es doch für Patientinnen und Patienten wichtig zu wissen, daß es in diesem Bereich Schwierigkeiten geben kann. Wer sich also in einer Behandlungssituation mißverstanden oder nicht richtig wahrgenommen fühlt, sollte wissen, daß dies immer unabsichtlich geschieht. Es hilft dann beiden weiter, wenn dieses Unbehagen offen angesprochen wird.

Heilende Resonanz in der Homöopathie und der menschlichen Begegnung

Gerade bei Angsterkrankungen ist es wichtig, in einer Behandlung nicht zu hören: »Bei so banalen Anlässen sollte man sich nun wirklich nicht fürchten.« Solch eine innere Einstellung gegenüber Menschen mit Ängsten wäre Gift statt Medizin. Wer jedoch weiß, wie es um die eigenen Angstgefühle steht und erfahren hat, daß es möglich ist, sie zu überwinden, kann leichter damit umgehen, wenn andere Ähnliches erleben, und wird ihnen auch ohne Worte ein Gefühl der Hoffnung signalisieren.

Dieser Vorgang erinnert in gewisser Weise an das Ähnlichkeitsgesetz in der Homöopathie, wie es auf Seite 107 beschrieben ist. Gefühle, die ein Mensch erlebt und verarbeitet hat, treten mit ähnlichen Gefühlen anderer Menschen in heilsame Resonanz, denn Ähnliches wird durch Ähnliches geheilt. Durch die persönliche Resonanz zwischen der heilkundigen und der heilungssuchenden Person kann die Wirkung eines Heilmittels also zusätzlich verstärkt werden. Eine positive Erfahrung zum Beispiel mit der Verarbeitung von Angst, Trauer oder Wut macht diesen Weg auch für andere frei.

Der Widerstand gegen die Heiler und gegen die Heilung

Wer kann von sich behaupten, noch niemals der Versuchung erlegen zu sein, andere für die eigenen Schwierigkeiten verantwortlich zu machen? Gerade diejenigen, die unter Angst leiden, haben oft das Bedürfnis, lieber getröstet, beschützt und verwöhnt zu werden, als sich dazu durchzuringen, ihre Probleme in voller Selbstverantwortung zu meistern. Wer viele Ängste hat, beansprucht für sich manchmal das Recht, sich nicht mit der Welt auseinandersetzen zu müssen wie die Mutigen. Wer ängstlich ist, glaubt oft, im Schonraum bleiben zu dürfen, weil die Welt dort draußen so böse und man selber gut und vor allem unschuldig sei. Von einer guten Behandlung erhofft man sich nicht nur Mitgefühl, sondern auch Einverständnis mit dieser Weltsicht.

Während einer Behandlung kann es jedoch deutlich werden, daß die Angst nicht nur mit erlittenen Traumata oder anderen rein äußeren Lebensumständen zu tun hat, sondern, daß man sich durchaus auch selber Probleme schafft. Was, wenn die Behandlerin oder der Behandler anklingen läßt, daß man mehr Verantwortung für sich tragen soll und sich nicht vor der Teilnahme am Geschehen der »bösen Welt dort draußen« drücken kann? Wer hört das schon gern? Die meisten Menschen empfinden es als Kränkung, wenn sie nicht in ihrer Sicht der Dinge bestätigt werden. Aber es macht keinen Sinn, jemanden darin zu bestärken, daß allein der Partner, die Behörden oder die Umweltverschmutzung an allem schuld sind, und daß er oder sie sich selbst nicht zu ändern brauche.

In solchen Momenten regt sich in vielen Menschen ein gewisser Widerstand gegen die Behandlung. Sie wehren sich, oft ohne es bewußt zu spüren, gegen die Person, die die Solidarität mit ihrer Opferrolle verweigert, die plötzlich gar nicht nur mitfühlend und mütterlich ist. Manche wehren sich dann gegen diese »böse Mutter« durch indirekte Strafen, indem sie zu spät kommen oder Termine vergessen oder sogar die Behandlung abbrechen. Manche entwickeln auch Widerstand gegen ihre Heilung, weil sie Angst vor der Herausforderung haben, ihr Schicksal selber zu meistern. Dieser Widerstand kann sich subtil zeigen, zum Beispiel, wenn man die

Arznei nicht wie verschrieben einnimmt oder indem man die Wirkung durch Einnahme schädlicher Substanzen stört. Es gibt nicht nur den Wunsch nach einem Leben ohne Angst, sondern auch eine meist geheime Sehnsucht, die Angst und damit auch den Schutz vor der vermeintlich bösen Welt zu behalten.

Sind alle Heilkundigen Heilige?

In früheren Zeiten besuchten die Kranken heilige Orte, wie zum Beispiel einen Tempel, um Heilung durch göttlichen Beistand zu finden. Mit Hilfe einer Schamanin oder eines Medizinmannes, eines Priesters oder anderer »Eingeweihter« suchten die Menschen den Kontakt zum »heilenden Göttlichen«. Auch heute noch ist die Beziehung zwischen den Heilkundigen mit ihrer jeweiligen Religion in vielen Kulturen lebendig.

In der modernen Medizin ist der Mythos des göttlichen Heilers keineswegs ausgestorben, nicht umsonst sprechen wir mit einer Mischung aus Respekt und Furcht von den »Göttern in Weiß«.

Die Riten der Heilung gehören zu den tiefen kollektiven Menschheitserfahrungen, die auch in einer Landarztpraxis oder in einer Großraumklinik spürbar sind. Unabhängig vom Ort, von den einzelnen Personen und ihrer Heilmethode werden in der Begegnung zwischen den Kranken und den Heilkundigen unbewußt auch Teile eines archaischen Rituals zelebriert. Die Zeremonie des Wartens, die Begrüßung, das Händewaschen, die Untersuchung, das Verabreichen der Medizin oder das Schreiben des Rezepts sind Bestandteile einer Zeremonie, die Vertrauen und Sicherheit schafft. Für eine gewisse Zeit treten die beteiligten Personen aus ihrem Alltag heraus, und die Zeit steht für einige Momente still. Diese besondere Atmosphäre gibt den Heilkundigen Kraft, verantwortlich zu handeln, und hilft ihnen für die Zeit der Behandlung ihre persönlichen Probleme zur Seite zu stellen.

Alle, die im Bereich der Medizin arbeiten, laufen Gefahr, von anderen mit göttlichen Attributen verwechselt zu werden, ganz davon abgesehen, daß sie auch selbst Gefahr laufen, sich mit etwas »Höherem« zu identifizieren. Viele Kranke erwarten ehrfürchtig übermenschliche Fähigkeiten von den »Göttern in Weiß« wie zum Beispiel grenzenloses Mitgefühl, Weisheit oder eine gewisse Allmacht. Das größte Problem bei der Begegnung zwischen einem »Übermenschen« und einem »normal Sterblichen« ist daher das Machtgefälle zwischen den beiden. Wer gesund werden will, muß auf Dauer lernen, aus eigener Kraft zu leben, ohne die »magische Kraft« eines anderen. Deshalb ist es wichtig, nicht in die Rolle eines kleinen hilfesuchenden Wesens zu fallen, das sich in dauerhafte Abhängigkeit von einem Engel oder Halbgott in Weiß oder welcher Farbe auch immer begibt. Im Alltag des Heilungsprozesses werden überhöhte Erwartungen ohnehin meist enttäuscht, denn alle Heilkundigen sind Menschen mit Fehlern und Schwächen. Abhängigkeits- und Unterlegenheitsgefühle machen zudem auf Dauer die Beziehung zwischen Therapeut und Patient sehr schwierig, denn Idole können beim kleinsten Fehler auch schnell in Ungnade fallen.

Auf welche Weise können Behandler ihre Macht mißbrauchen?

Macht verleiht zwar Kraft, um Verantwortung tragen zu können, aber sie stellt für jeden Menschen auch eine Versuchung dar, eigene Bedürfnisse auf Kosten anderer zu befriedigen. Auch in einer medizinischen Behandlung kann das vorübergehende Machtgefälle zwischen Therapeut und Patient zu persönlichen Zwecken mißbraucht werden.

Wie alle Menschen haben natürlich auch die Heilkundigen irgendwann einmal Rückschläge eingesteckt, Verletzungen erlebt und Verluste hinnehmen müssen. Wer einmal im Stich gelassen wurde, läßt unter Umständen aus unbewußter Rache auch andere im Stich, wer verletzt wurde, möchte, meist ohne sich darüber klar zu sein, auch selber verletzen. Wer einmal Opfer war, trägt immer auch das Potential des Täters in sich.

Wie kann sich diese Schattenseite des Heilkundigen in der Behandlungssituation auswirken? Therapeuten zum Beispiel können kritisieren, moralisieren, strafen oder Gehorsam fordern. Sie können zu starke Mittel verabreichen oder dringend benötigte Mittel verweigern, kurz, sie können genauso verletzend und destruktiv sein wie andere Leute, auch ohne es offen zu zeigen.

Meist geschieht das ganz unbewußt und ohne die Absicht, die Patienten zu schädigen. Alle, die ihre Arbeit mit ganzem Herzen machen, versuchen solche Verhaltensweisen so weit es geht zu vermeiden. Dennoch kann es passieren, daß Patienten in eine Rolle geraten, die ihrer Heilung nicht dienlich ist, denn sie werden unbemerkt ihrer Selbstverantwortung beraubt.

Woran kann man verdeckte und subtile Formen eines Machtmißbrauchs erkennen?

- Heilkundige, die mit ihrem Privatleben nicht glücklich sind, können Patienten als Ersatz für private Beziehungen ansehen. Die Patienten fühlen sich dann verpflichtet, aus Treue lange krank zu bleiben.
- Heilkundige mit geringem Selbstbewußtsein erwarten oft Bewunderung. Die Patienten fühlen sich dann unbedeutend und klein.
- Heilkundige mit einem Hang zur Dominanz fordern oft Gehorsam. Die Patienten fühlen sich dann abhängig und treten nach einer Weile in Streik.
- Heilkundige, die dazu neigen, andere über die Maßen zu bemuttern, machen sich unabkömmlich. Die Patienten fühlen sich erst immer hilfloser und dann zunehmend unbehaglich.
- Heilkundige, die sich selbst idealisieren, können sehr kritikempfindlich sein, sie können sich keine Fehler verzeihen und möchten sich auch keine anmerken lassen. Die Patienten haben Angst zu sagen, wenn ihnen etwas gegen den Strich geht.
- Heilkundige, die vermitteln, daß sie in ihrem Fach alles besser wissen als andere, geben auch den Patienten gegenüber zu verstehen, daß sie sie bereits besser kennen als sie selbst. Die Patienten bekommen das Gefühl, völlig ahnungslos und inkompetent zu sein.

Was ist eindeutiger Machtmißbrauch?

Die folgenden Sätze, so oder ähnlich formuliert, sind immer ein Indiz für Machtmißbrauch, denn sie verdeutlichen Allmachtsansprüche und Grenzüberschreitung:

- »Sie müssen mir alles über sich erzählen.«
- »Sie müssen mir vertrauen und sich ganz in meine Hände begeben.«
- »Ihr Fall ist sehr interessant, ich muß Sie unbedingt dem Fachpublikum vorstellen.«
- »Ich weiß am besten, was Ihnen fehlt, Sie müssen einfach tun, was ich Ihnen sage.«
- »Meine Heilmittel sind Allheilmittel.«
- »Sie müssen jetzt diese Heilmittel einnehmen (und können sie nur bei mir kaufen).«
- »Sie dürfen zu keinem anderen Therapeuten außer zu mir gehen.«
- »Über die Dinge, die hier besprochen werden, dürfen Sie mit niemand anderem reden.«
- »Sie brauchen körperliche/sexuelle Zuwendung, und ich werde sie Ihnen geben.«

Wie kann man sich gegen Machtmißbrauch schützen?

Wer sich unsicher ist, jemand Unbekanntem volles Vertrauen schenken zu können, vielleicht auch aus einer schlechten Erfahrung heraus, kann einfach um ein unverbindliches Vorgespräch bitten. Schon nach wenigen Minuten zeigt sich, ob die gegenseitige Wellenlänge stimmt. Nach dem Vorgespräch sollte man sich ehrlich fragen: Wie fühle ich mich bei der Vorstellung, dort noch einmal hinzugehen? Anhand der obengenannten Beschreibungen können Sie leicht überprüfen, ob Sie sich anvertrauen möchten oder nicht.

Wenn im Laufe einer längeren Behandlung eine unangenehme Stimmung oder Spannung entsteht, oder wenn Sie eine innere Abneigung gegen den nächsten Termin entwickeln, sollten Sie Ihr

Unbehagen auf jeden Fall ansprechen. Meist lassen sich solche Schwierigkeiten zur beiderseitigen Zufriedenheit klären.

Fühlen Sie sich in Ihren Gefühlen verletzt oder verbal überrumpelt, sollten Sie sich möglichst noch an Ort und Stelle beschweren oder beim nächsten Gespräch ausdrücklich auf Klärung bestehen. Sexuelle Grenzverletzungen, dazu gehören auch zweideutige Angebote, sexuelle Anspielungen und sexuell gefärbte Berührungen, sind in einer therapeutischen Beziehung grundsätzlich tabu. Selbst wenn sie zunächst auf beiderseitigem Einverständnis beruhen sollten, schädigen sie langfristig immer die emotionale Stabilität und die Würde der betroffenen Patientinnen und Patienten. In solchen Fällen sollten Sie sich an die Beschwerdekommission des entsprechenden Berufsverbandes oder das Gesundheitsamt wenden.

Wo findet man fachkundige naturheilkundliche Behandlung?

Unter den unzähligen Angeboten für naturheilkundliche Behandlungen die richtige Wahl zu treffen, scheint zunächst nicht einfach. Nicht nur die Zahl der Heilpraktikerpraxen nimmt ständig zu, sondern immer mehr niedergelassene Ärzte mit der Zusatzbezeichnung Naturheilverfahren bieten naturheilkundliche Behandlungen an. Abgesehen von den persönlichen Aspekten bei der Auswahl der Therapeutin oder des Therapeuten stellt sich die Frage, wie die fachliche Kompetenz bei diesem vielfältigen Angebot transparent werden kann.

Ein Praxisschild mit dem Hinweis auf Naturheilverfahren bietet noch keine Garantie, daß die in diesem Buch beschriebenen Heilverfahren der Pflanzenheilkunde, der Blüten-Therapie und der klassischen Homöopathie dort praktiziert werden. Wer eine bestimmte Heilmethode für sich sucht, muß deshalb ganz gezielt danach fragen oder in Branchenverzeichnissen danach suchen. Telefonische Anfragen nach der Erfahrung mit der gewünschten Methode sind ganz legitim und ersparen Enttäuschungen. Auch die Frage, ob jemand zum Beispiel die Blüten-Therapie oder die Homöopathie eher nebenbei oder als Praxisschwerpunkt anwendet, ist ein wichtiges Kriterium für kompetente Behandlung. Bei der Suche nach gut ausgebildeten Behandlern helfen auch die Fach- und Berufsverbände der unterschiedlichen Therapierichtungen. Ein Adreßverzeichnis finden Sie im Anhang.

Gemeinsame Wege mit der Psychotherapie

Pflanzliche Arzneien, Blüten-Essenzen und homöopathische Mittel werden in der Naturheilkunde als Heilmittel für die Seele eingesetzt. Welche Möglichkeiten der Zusammenarbeit gibt es mit der Psychotherapie, die auf geistigem Weg Heilung von seelischen Leiden verspricht? Vertreter beider Richtungen glauben den Stein der Weisen gefunden zu haben und tun sich manchmal schwer, die Erfolge der anderen zu würdigen. Auf beiden Seiten gibt es bestimmte Vorbehalte gegen andere Heilungswege, und wenn Patientinnen und Patienten beide Behandlungsmethoden mit Erfolg für sich in Anspruch genommen haben, versucht meist jede Seite, das Resultat für sich allein zu verbuchen.

Homöopathie oder Psychotherapie bei Ängsten?

Die Homöopathie als Ganzheitsmedizin heilt körperliche, geistige und emotionale Beschwerden, deshalb ist sie eine Form von arzneilicher Psychotherapie. Homöopathie hat aber noch andere Berührungspunkte mit der Psychotherapie, denn auch durch das Gespräch und die Begleitung in der homöopathischen Behandlung wird Selbsterkenntnis möglich, wird die Verarbeitung von Altem nachgeholt und Neuorientierung gefördert.

Auch die Psychotherapie kennt die vielfältigen Möglichkeiten des Zusammenspiels zwischen Körper und Geist, dennoch trennen die meisten Psychotherapeuten sogenannte »organisch«-bedingte Beschwerden von ihrem Zuständigkeitsbereich ab. Wie sonst ist es zu erklären, daß manche Psychotherapeuten die Homöopathie als sanfte Heilmethode lediglich für körperliche Beschwerden schätzen und ihre Angstpatienten dazu ermutigen, sich wegen der körperlichen Begleitsymptome in homöopathische Behandlung zu begeben?

Unabhängig von diesen unterschiedlichen Denkmodellen gilt es bei

Ängsten genau abzuwägen, für wen und in welcher Situation welche Methode am besten geeignet ist, denn es gibt auch bei Ängsten keine für alle gleichermaßen gültige Lösung.

Wann bietet sich eine ausschließlich homöopathische Behandlung bei Ängsten an?

»Gestern war mein erster Arbeitstag, aber ich hab nichts auf die Reihe gekriegt. Heute hab ich auch nur rumgesessen und geflennt. Keine Ahnung wieso. Meine Chefin hat gesagt, ich soll lieber hierhingehen, als noch mal vier Wochen krank feiern. Die meint, Sie hätten vielleicht was, damit das aufhört.«

Dieser junge Mann litt unter einer Angstneurose mit depressiven Tendenzen, die durch die familiären Umstände seiner Kindheit leicht zu erklären waren. Die Fähigkeit zur Selbstreflexion war bei ihm nur gering entwickelt, und die vom Hausarzt verschriebene Psychotherapie brach er nach der zweiten Sitzung achselzuckend und ohne Begründung ab. Durch die homöopathische Behandlung veränderte sich sein Zustand in kurzer Zeit zum Positiven, und er entwickelte mehr Selbstverantwortung.

Die Homöopathie ist die Methode der Wahl für alle, die für Psychotherapie nicht zugänglich sind. Auch wer sich durch eine Psychotherapie überfordert fühlt oder große Angst davor hat, sollte einer homöopathischen Behandlung den Vorzug geben und sich später neu entscheiden. Eine homöopathische Behandlung bietet sich auch bei Menschen ohne Krankheitseinsicht an, weil sie normalerweise eine Psychotherapie ablehnen.

Auch für Menschen, die entweder noch zu jung oder schon zu alt für eine Psychotherapie sind oder krankheitsbedingt schlecht hören oder sprechen können und nicht zuletzt für geistig Behinderte bietet die Homöopathie eine ausgezeichnete Alternative zur Psychotherapie.

Von solchen Einschränkungen abgesehen, möchten manche, die schon mehrere Psychotherapien gemacht haben und eine Krise oder einen Rückfall erleben, nicht »alles wieder von vorne machen« und wünschen sich eine andere Heilmethode.

Wann sollte man Homöopathie und Psychotherapie kombinieren?

Wer mehrere Therapiemethoden in Anspruch nimmt, sollte nicht gezwungen sein, Geheimdiplomatie zu betreiben, deshalb ist es am besten, wenn beide Therapeuten voneinander wissen und die Arbeit des anderen zumindest nicht ablehnen.

Es gibt einige Situationen, in denen es sich besonders bewährt hat, beide Methoden miteinander zu kombinieren:

- Wenn während einer homöopathischen Behandlung das Bedürfnis entsteht, über den homöopathischen Rahmen hinaus Gespräche zu führen und sich selber besser kennenzulernen.
- Wenn während einer homöopathischen Behandlung durch eine Krise eine emotionale Begleitung erforderlich wird, die die Möglichkeiten einer homöopathischen Behandlung übersteigt.
- Wenn in einer Psychotherapie seelische Beschwerden auf die körperliche Ebene verlagert werden und sich chronische Krankheiten entwickeln.
- Wenn in einer akuten Krise Klinikeinweisung erwogen wird zur doppelten Stabilisierung.
- Wenn man Psychopharmaka absetzen möchte und eine zusätzliche Unterstützung wünscht.

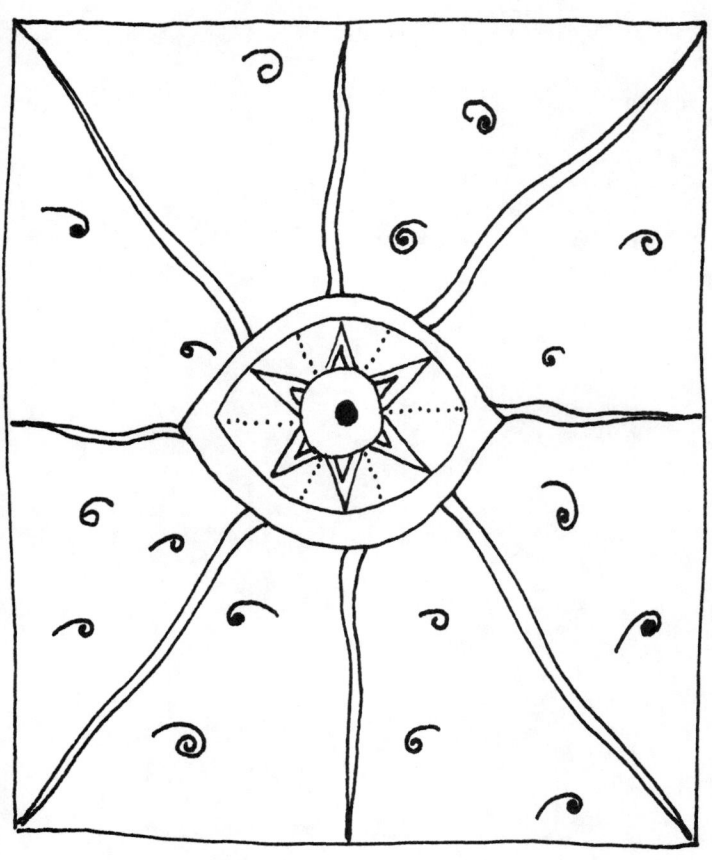

Literaturverzeichnis

Albroth, Dirk, *Illustrierte Enzyklopädie der einheimischen Blüten-Essenzen*. Edition Tirta 1998.

Bach, Edward, *Gesammelte Werke. Von der Homöopathie zur Bach-Blütentherapie*. Aquamarin-Verlag 1992.

Barnard, Julian und Martine, *Das Bach-Blüten-Wunder*. Heyne Verlag 1992.

Beattie, Melody, *Kraft zur Selbstfindung. Tägliche Meditationen für den Weg zu sich selbst*. Heyne Verlag 1996.

Blome, Götz, *Das neue Bach-Blüten-Buch*. Verlag Hermann Bauer 1992.

Brasch, Christine und Richberg, Inga-Maria, *Panikattacken. Angst ohne Grund?* Mosaik Verlag 1997.

Cochrane, Amanda und Harvey, Claire G., *Die Enzyklopädie der Blütenessenzen*. Goldmann Verlag 1999.

David, Victor, *Meditation. Der einfache Weg zu mehr Zufriedenheit, Entspannung und Gelassenheit*. Mosaik Verlag 1999.

Fischer-Rizzi, Susanne, *Medizin der Erde*. Heyne Verlag 1999.

Frankenberger, Anette, *Die kalifornischen Blütenessenzen*. Knaur Verlag 1993.

Freeman Sharpe, Ella, *Traumanalyse*. Fischer Taschenbuch Verlag 1994.

Hirschmann, Ferry, *Heilende Blüten. Neue Erkenntnisse über die Bach-Blütentherapie*. Econ Verlag 1994.

Kast, Verena, *Vom Sinn der Angst. Wie Ängste sich festsetzen und wie sie sich verwandeln lassen*. Herder Verlag 1996.

McIntyre, Anne, *Das große Buch der heilenden Pflanzen*. Irisiana Verlag 1998.

Maly, Ilse, *Bach-Blütenkarten*. Maly-Selbstverlag.

Riemann, Friedrich, *Grundformen der Angst. Eine tiefenpsychologische Studie*. Ernst Reinhardt Verlag 1995.

Risch, Gerhard, *Der sanfte Weg. Eine Information über Homöopathie für jedermann*. Verlag Müller und Steinicke 1994.

Tulku Thondup Rinpoche, *Die heilende Kraft des Geistes. Einfache*

buddhistische Übungen für Gesundheit, Wohlbefinden und Erleuchtung.
Delphi bei Droemer Knaur Verlag 1996.

Whitmont, Edward und Pereva Brinton, Sylvia, *Träume, eine Pforte zum Urgrund.* Burgdorf Verlag 1996.

Bezugsquellen für Blüten-Essenzen/ Seminarveranstalter

Versand von Blüten-Essenzen aus aller Welt
Milagra GmbH
Baumgartenstr. 43
CH-2540 Grenchen
Tel. von Deutschland: 01 30–81 41 39

Herstellung und Versand für original
englische Blüten-Essenzen und Fachfortbildungen
Healing Herbs
The Flower Remedy Programme
P.O. Box 65
GB-Hereford HR2 IOUW
Tel. 00 44 – 18 73 89 02 18 Fax 00 44 – 18 73 89 03 14

Herstellung und Versand von Blüten aus aller Welt und
Blütenzeitschrift
Naturwaren Keilholz
Oberrödel 11
91161 Hilpoltstein
Tel. 0 91 77–3 00

Herstellung und Versand von einheimischen
und asiatischen Blüten-Essenzen
Irisflora Bergblüten und Irisflora Blütenschule
Anne Rensing
Dorfstr. 18
54649 Mauel
Tel. 0 65 54–14 35 Fax 0 65 54–15 22

Adressen von Heilpraktikerinnen und Seminarleiterinnen
mit Schwerpunkt Pflanzenheilkunde, Blüten-Therapie und
klassische Homöopathie
Berufsverband für Heilpraktikerinnen
Lachesis e. V.
Rilkestr. 40
53225 Bonn
Tel. 02 28 – 42 00 27

Adressen von Heilpraktikerinnen und Heilpraktikern
mit Schwerpunkt klassische Homöopathie
Verband Klassischer Homöopathen Deutschlands
Geschäftsstelle: Monika Kindt
Wagnerstr. 20
89077 Ulm
Tel. 07 31 – 9 31 40 40

Adressen von ÄrztInnen und HeilpraktikerInnen
mit Schwerpunkt klassische Homöopathie
Bund Klassischer Homöopathen Deutschlands
Geschäftsstelle
Watzmannstr. 12
85551 Kirchheim
Tel. 0 89 – 9 03 23 84

Register

Harriet Rubin

Machiavelli für Frauen

Strategie und Taktik im Kampf der Geschlechter

Aus dem Amerikanischen von Susanne Dahmann

Band 14683

Harriet Rubins Buch, das sofort nach Erscheinen die Bestseller-
listen stürmte, wendet sich an alle Frauen, die sich nicht länger von
Vorgesetzten, Liebhabern, Eltern oder wem auch immer vom Er-
reichen ihrer eigenen Wünsche und Ziele abhalten lassen wollen.
Rubin überträgt Machiavellis »Ratschläge an einen Fürsten« auf
die heutige Lebenssituation von Frauen und entwickelt daraus
eine kühne Strategie, die die Taktiken der Liebe mit denen des
Krieges vereint. Ihre Erfolgsstrategien, die so unterschiedliche
Leserinnen wie die Kabarettistin und Entertainerin Lisa Fitz, die
Bischöfin Maria Jespen oder die Frankfurter Oberbürgermeisterin
Petra Roth begeistert haben, lassen keine Leserin kalt.

Fischer Taschenbuch Verlag

fi 1739 / 1

Regine Schneider

Gefühle lügen nicht

Die Intelligenz der Emotionen

Band 14628

Nach jahrzehntelanger IQ-Hörigkeit, die sich allein am meßbaren Wissen ausrichtete, ist nun die ›Intelligenz der Gefühle‹ zu entdecken. Denn die Belastungen des Alltags, Wut, Streß, Aggressionen, Angst und Einsamkeit, sind nicht allein über den Verstand zu bewältigen. Hier zählen andere Qualitäten: die Fähigkeit, die eigenen Empfindungen zu verstehen und ihnen gemäß zu handeln; rücksichtsvoll auf andere einzugehen; sich von den eigenen Emotionen führen, aber nicht außer Kontrolle bringen zu lassen.

Der EQ, das Maß emotionaler Intelligenz, bestimmt den sozialen Erfolg, das eigene Lebensglück und den Umgang der Menschen miteinander, denn »seelische Krüppel« gehen schlecht mit sich selbst und anderen um. Regine Schneider setzt sich mit der Intelligenz der Emotionen in aktuellen Lebenssituationen auseinander. Sie zeigt Strategien auf, wie man den besseren Umgang mit sich selbst und anderen lernen kann.

Fischer Taschenbuch Verlag

fi 1745 / 2

Regine Schneider

Entdecken, was wirklich zählt

Das Konzept der Neuen Bescheidenheit

223 Seiten. Broschur

Die goldene Ära des Wirtschaftswachstum ist vorbei, der erwartete Aufschwung scheint eine trügerische Hoffnung gewesen zu sein. Bescheidenheit, Sparsamkeit, freiwillige Selbstbeschränkung und den Gürtel enger schnallen sind nicht nur für die vielen Arbeitslosen die Schlagworte unserer Zeit. Immer mehr Menschen sind gezwungen, ihre Ansprüche zurückzuschrauben und mit dem Vorhandenen hauszuhalten. Das ist die eine Seite.

Auf der anderen Seite hat der übermäßige Konsum unserer Überflußgesellschaft groteske Züge angenommen. Zur Not der Konsumenten, alles zu haben, kommt die Not der Produzenten, kaum noch etwas verbessern zu können. Marktforscher und Soziologen stellen einen zunehmenden Überdruß am Überfluß fest – die einen haben genug von all dem teuren Zeug, die anderen haben zu wenig Geld, um im Konzert des fröhlichen Ausgebens mitzuspielen. Bescheidenheit ist wieder angesagt, ganz gleich, ob erzwungen oder freiwillig. Einfachheit ist selbst bei denen angesagt, die sich noch alles leisten könnten, es aber inzwischen unmoralisch finden, ihren Reichtum zur Schau zu stellen.

Wolfgang Krüger Verlag

Eva Wlodarek

Mich übersieht keiner mehr

Größere Ausstrahlung gewinnen

Band 14458

Sie wird umschrieben als »ein geheimnisvoller Zauber«, »das gewisse Etwas, das Menschen auf uns aufmerksam macht« oder als »eine Art Harmonie«. Und obwohl sie für jeden im Detail etwas anderes bedeutet, so wissen wir doch alle: Unsere positive Ausstrahlung bestimmt unser Auftreten. Mit ihr steht und fällt unsere Wirkung auf andere, sie ist damit die Voraussetzung für Erfolg in allen Bereichen des Lebens.

Doch wer ist schon richtig glücklich mit seiner Ausstrahlung? Frauen jeder Bildungsstufe, jeder Altersgruppe und jeglichen Aussehens haben Probleme. Sie zweifeln an sich selbst und an ihrer Wirkung auf andere. Sie stellen ihr Licht unter den Scheffel. Sie sind sich ihrer eigenen Wirkung nicht bewußt und reagieren mit Staunen, wenn sie ein positives oder negatives Feedback bekommen.

Die Autorin bietet das psychologische und praktische Know-how, um an der eigenen Ausstrahlung zu arbeiten. In zehn Schritten lernen Sie, Ihre persönliche Ausstrahlung zu entwickeln.

Fischer Taschenbuch Verlag

Eva Wlodarek

Den richtigen Mann finden

Sechs Schritte zur passenden Partnerschaft

Band 14080

Ob wir den Mann fürs Leben finden, liegt nicht an den äußeren
Umständen, sondern vielmehr an uns selbst. Haben wir möglicherweise »blinde Flecke«? Kennen wir uns nicht gut genug?
Leiden wir an einer unbewußten Zwiespältigkeit? Verlieben wir
uns immer in den Falschen, oder fehlt uns das Know-how, einen
Mann kennenzulernen? Das läßt sich ändern!
Eva Wlodareks Programm in sechs Schritten hilft Ihnen, durch
bessere Selbsterfahrung den passenden Partner zu finden. Zu jedem Schritt bietet Eva Wlodarek den Leserinnen Übungen, psychologische Informationen und Ratschläge. Ein Buch für alle, die
ernsthaft Schluß machen wollen mit dem Alleinsein!

Fischer Taschenbuch Verlag

fi 1747 / 1

Ellen M. Zitzmann

Keine Lust auf Frust

Mehr Lebensfreude gewinnen
Band 14324

Frust ist ein Alltagsphänomen. Er entsteht, wenn unsere Bedürfnisse und Erwartungen nicht so befriedigt werden, wie wir uns dies gewünscht, erträumt, ersehnt haben, wenn wir also gezwungen werden, auf etwas zu verzichten, oder weil wir uns selbst Wünsche versagen. Die Welt wird nie aufhören, uns mit Situationen zu konfrontieren, die wir nicht mögen, die uns Angst machen, in Wut versetzen, die uns belasten. Aber wie gehen wir mit Situationen um, die uns bedrücken?
Dieser Ratgeber leitet uns zum einen dazu an, unseren persönlichen Frust und unsere bisherigen Strategien im Umgang mit Frust zu erkennen. Zum anderen zeigt er uns, wie wir den konstruktiven, kreativen und flexiblen Umgang mit diesem alltäglichen Problem erlernen können.

Fischer Taschenbuch Verlag

Ruth Morgan Raffaeli

Wenn die Liebe zur Hölle wird

Eine zerstörerische Beziehung erkennen und ihr entkommen

Aus dem Amerikanischen von Vera Pagin
236 Seiten. Broschur

Mißbrauch beginnt mit Angriffen auf die Seele und Würde der Frau und endet im schlimmsten Fall mit brutaler körperlicher Gewalt. Jede Frau sollte über Mißbrauch in Beziehungen informiert sein. Denn das Wissen, wie man sich wehrt, kann ihr Selbstbewußtsein, ihre Gesundheit und letztlich ihr Leben retten.

Das Buch bietet Tests, Fallstudien und Beispiele, die es Ihnen ermöglichen, Ihre eigene Beziehung zu überprüfen und festzustellen, ob Sie mit einem potentiell gewalttätigen Partner zusammen sind. Ruth Morgan Raffaeli zeigt die Möglichkeiten auf, dieser Situation zu entkommen und das eigene Selbstwertgefühl zurückzugewinnen. Zugleich wendet sich die Autorin an Freunde und Verwandte, die dem Opfer häuslicher Gewalt helfen wollen, aber nicht wissen, wie sie ihre Hilfe anbieten sollen.

Wolfgang Krüger Verlag

Ute Ehrhardt

Gute Mädchen kommen in den Himmel, böse überall hin

Warum Bravsein uns nicht weiterbringt

Band 14751

Dieses Buch hat wie kaum ein anderes für Wirbel gesorgt – und eine wahre Flut von Nachfolgetiteln ausgelöst.

Lassen Sie sich von Ute Ehrhardt sagen, warum es nichts bringt, immer nur rücksichtsvoll zu sein. Sagen Sie »NEIN!« und hauen Sie auf den Putz! Werden Sie aufmüpfig und auch böse – dann kommen Sie überall hin! Dieser amüsante Leitfaden zur Befreiung aus der weiblichen Denkfalle beschreibt einen souveränen Weg hin zu einem erfüllten, selbstbestimmten Leben.

»Frauen müssen lernen, nicht heimlich Dankbarkeit zu erhoffen, sondern klare Gegenleistungen zu fordern. Keine Angst vor Zoff!«

Fischer Taschenbuch Verlag

fi 1740 / 2

Ute Ehrhardt
Und jeden Tag ein bißchen böser

Das Handbuch zu
›Gute Mädchen kommen in den Himmel, böse überall hin‹

192 Seiten. Broschur

Wie kein anderes Buch hat Ute Ehrhardts »Gute Mädchen kommen in den Himmel, böse überall hin« die Leserinnen mitgerissen. Zuhörerinnen der weit über 150 Lesungen, Teilnehmerinnen in vielen Seminaren und zahlreiche Briefeschreiberinnen wünschten sich von Ute Ehrhardt praktische Hilfen für die konsequente Umsetzung der Ideen ihres Buches in den Alltag. Deshalb das Handbuch: »Und jeden Tag ein bißchen böser«.

Das Handbuch bringt mit kleinen und sicheren Schritten große Veränderungen auf den Weg. Es deckt mit seinen Programmen alle Lebensbereiche ab: Partnerschaft, Familie, Freundschaft, Beruf. Es räumt auf mit allgegenwärtigen Stolpersteinen und immer wiederkehrenden Denkfallen. Es macht Mut, auch eine (scheinbare) Niederlage zu verkraften, weil manches erst im zweiten Anlauf klappt. Es bietet einem ›ziemlich braven‹ Mädchen den passenden Einstieg ins Bösewerden und reizt die recht Bösen, noch einen Schritt weiterzugehen.

Wolfgang Krüger Verlag

fi 1749 / 2

Clemens von Luck

Innere Kündigung in Beziehungen

Vom allmählichen Rückzug in sich selbst
Band 13831

Wer kennt es nicht, das Klischee vom alten Ehepaar, von zwei
Menschen, die sich nach langen gemeinsamen Jahren aufeinander
»eingespielt« haben und gegenseitig in Ruhe lassen? Doch wenn
man genauer hinschaut, fällt auf, daß heute immer mehr und immer jüngere Paare diesem Bild entsprechen.

Seit einigen Jahren hat dieses stark tabuisierte und deshalb schwer
zu durchschauende Phänomen zumindest im Berufsleben einen
Namen: die ›Innere Kündigung‹. Innere Kündigung beginnt immer mit einem Rückzug – weil einer der Partner sich als zu über-
mächtig erweist, Perspektiven verlorengehen oder Alternativen
nicht erkennbar sind –, und sie endet mit einer Fassade, die den
Zugang zu den eigenen Bedürfnissen und denen des anderen mehr
und mehr versperrt.

Clemens von Luck beschreibt das weitverbreitete und zugleich
äußerst diskrete Phänomen in allen seinen Spielarten im Privat-
und Berufsleben. Dabei geht es nicht um die Frage, ob eine innere
Kündigung berechtigt ist oder nicht, als vielmehr um das Mach-
bare, Veränderbare und eine mögliche Wende zum Besseren.

Fischer Taschenbuch Verlag

Frank Wildman

Feldenkrais

Übungen für jeden Tag

Aus dem Amerikanischen von
Vukadin Milojevic

Band 12489

Die meisten Menschen sitzen, stehen und gehen nicht optimal.
Gerade der typische Büroalltag führt leicht zu Verspannungen
und irgendwann zu chronischen Beschwerden.

Die Übungen, die Frank Wildman für dieses Buch zusammengestellt hat, basieren auf dem Grundgedanken von Moshe Felden-
krais, daß es eine natürliche körperliche Intelligenz gibt, die durch
geeignete Schulung selbst aktiv wird.

Die Lektionen sind speziell für alltägliche Beschwerden konzi-
piert. Sie sind einfach und meistens unauffällig auszuführen und
helfen, akute Beeinträchtigungen und Streß abzubauen.

Fischer Taschenbuch Verlag

fi 1620 / 6

Herbert Freudenberger/Gail North

Burn-out bei Frauen

Über das Gefühl des Ausgebranntseins

Aus dem Amerikanischen von Gabriele Herbst

Band 12272

Allen Frauen, die eine Phase des »Ausgebranntseins« durchmachen, wird hier ein Leitfaden für die Bewältigung eines zentralen und tiefgehenden Problems gegeben. Dieses Buch ist nicht nur für die Frauen geschrieben, die sich wegen Burn-out-Symptomen schon in Behandlung begeben haben, sondern auch für diejenigen, die vielleicht noch nicht wissen, daß das, was sie durchmachen, als Burn-out bezeichnet wird. Das Buch geht nicht nur den Ausgangsbedingungen und den Gründen für Burn-out nach, sondern beschäftigt sich zusätzlich mit den besonderen Problemen von Frauen in Familie und Beruf. Sehr spannend ist ein bisher unberücksichtigter Aspekt: Burn-out in Beziehungen. Mit diesem Buch wird Frauen die Möglichkeit gegeben, die Symptome von Burn-out wie Erschöpfung, extreme innere Anspannung und Depression zu erkennen und zu überwinden. Und gerade das ist wichtig, weil besonders burn-out-gefährdete Frauen dazu neigen, die Botschaften ihres Körpers und ihrer Seele zu verleugnen. Sie glauben, daß sie alles schaffen können, wenn sie sich noch mehr anstrengen, noch härter arbeiten und sich noch mehr disziplinieren.

Fischer Taschenbuch Verlag